广州中医药大学特色创新教材

神农本草经讲义

主编 李海燕

科学出版社

北京

内 容 简 介

　　本书以清代顾观光编辑的收载药物齐全的《神农本草经》为蓝本，用相对浅显易懂的文字编辑而成。上品一百二十种，中品一百二十种，下品一百二十五种，以便让读者得窥《神农本草经》的全貌。大部分药分列药名、《神农本草经》原文、形态、性味、归经、经义、现代功效、临床应用、用量用法、禁忌、参考等十一项内容，药名保持《神农本草经》的原名，与现代称谓有差异的在参考项中补充；形态项主要是对药物形状的描述；经义项沿用中医药的理论体系加以阐释说明；现代功效、临床应用、用量用法、禁忌等以《中华人民共和国药典》为依据。

　　本书主要适用于中医药类各专业本科生、研究生学习，对从事中医药类教学、科研、临床工作者都有指导作用。

图书在版编目（CIP）数据

神农本草经讲义 / 李海燕主编. —北京：科学出版社，2022.8
广州中医药大学特色创新教材
ISBN 978-7-03-072757-2

Ⅰ．①神⋯　Ⅱ．①李⋯　Ⅲ．①《神农本草经》–中医学院–教材
Ⅳ．①R281.2

中国版本图书馆 CIP 数据核字（2022）第 128055 号

责任编辑：郭海燕　国晶晶 / 责任校对：杨　赛
责任印制：徐晓晨 / 封面设计：蓝正设计

科 学 出 版 社 出版
北京东黄城根北街 16 号
邮政编码：100717
http://www.sciencep.com
北京虎彩文化传播有限公司 印刷
科学出版社发行　各地新华书店经销

*

2022 年 8 月第 一 版　　开本：787×1092　1/16
2022 年 8 月第一次印刷　　印张：11 1/2
字数：294 000
定价：48.00 元
（如有印装质量问题，我社负责调换）

编委会

主　编　李海燕

副主编　李晓初　方春平　王　倩　陈　扬

编　委（以姓氏笔画为序）

　　　　王　倩（广州中医药大学）

　　　　方春平（广州中医药大学）

　　　　李晓初（广州中医药大学）

　　　　李海燕（广州中医药大学）

　　　　杨　蕾（广州中医药大学）

　　　　陈　扬（广州中医药大学）

　　　　姜开运（辽宁中医药大学）

前　言

　　《神农本草经》(简称《本经》)是中医药经典著作之一,历代本草书籍多是以其为基础不断补充和完善的。该著作收集了我国汉代以前所发现的百种药物,是我们祖先在长期实践过程中积累的宝贵药物研究经验,是我国一部比较系统的药学专著。书中所记录的药物功用绝大部分与事实相符,直至现代中医药临床仍历用不衰。由于历史条件所限,其中部分药物的功效还有待进一步商榷。同时,由于产量、采集等原因,很多的药物被历代医者遗弃不用,《本经》的内容未有得到很好传承,影响后人对药物做进一步的研究。在科技高速发展的当代,培养学生的中医药思维,回归原汁原味中药,引导学生守正创新,显得尤为重要。因此我们把它作为经典学习,原则上系统介绍中医药原有理论,以便更好地应用药物。

　　本书从临床实用出发,把《本经》中常用药作重点叙述,并补充现代的功效与临床应用,方便读者做古今对比,深入理解《本经》原意;不常用的药物,只做简要阐释;现在已经有名未用或有名无物的药物,虽没有确实的效证,但为了体现完整性,保留了《本经》原文并尝试加以诠释。同时,将全部药物依据《本经》的效用补充归经,确有异议的性味加以修正。

　　中药是古人根据药治效果加以观察说明,从事实产生学说,本质上是朴素的唯物观点,《本经》虽是秦汉时期的著作,但晋代的道家学说、唐代的佛家学说、宋代的理学说,可能对《本经》有了参杂。为了保留《本经》的原始面目,我们将书中原文完整引用,并尝试依据药性理论对现在用药有指导意义的予以解释,但部分内容以古人当时文字语境理解,功效有待进一步证实,仅供参考。

　　因水平有限,书中难免有不足之处,希望读者能随时提出宝贵的意见,以便我们能不断地改进提高。在书籍编写过程中,我们参阅了大量的古今文献,博取众家之长,这里不一一列出,一并表示诚挚的谢意。

编　者

2022 年 5 月

目 录

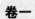

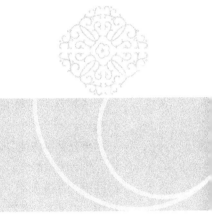

卷　一

序 录

上药一百二十种为君，主养命以应天，无毒，多服、久服不伤人，欲轻身益气，不老延年者，本上经。

中药一百二十种为臣，主养性以应人，无毒、有毒，斟酌其宜。欲遏病补虚羸者，本中经。

下药一百二十五种为佐使，主治病以应地，多毒，不可久服。欲除寒热邪气，破积聚愈疾者，本下经。

三品合三百六十五种，法三百六十五度。一度应一日，以成一岁。倍其数合七百三十名也。

药有君臣佐使，以相宣摄合和，宜用一君二臣三佐五使，又可一君三臣九佐使也。

药有阴阳配合，子母兄弟，根茎花实，草石骨肉。有单行者，有相须者，有相使者，有相畏者，有相恶者，有相反者，有相杀者，凡此七情合和视之。当用相须、相使者良，勿用相恶、相反者。若有毒宜制，可用相畏相杀者，不尔勿合用也。

药有酸、咸、甘、苦、辛五味，又有寒、热、温、凉四气，以及有毒、无毒，阴干暴干，采造时月，生熟土地所出，真伪陈新，并各有法。药性有宜丸者，宜散者，宜水煮者，宜酒渍者，宜膏煎者，亦有一物兼宜者，亦有不可入汤酒者，并随药性不得违越。欲疗病，先察其源，先候病机。五脏未虚，六腑未竭，血脉未乱，精神未散，服药必活。若病已成，可得半愈，病势已过，命将难全。

若用毒药疗病，先起如黍粟，病去即止。不去倍之，不去十之，取去为度。

疗寒以热药，疗热以寒药，饮食不消以吐下药，鬼疰蛊毒以毒药，痈肿疮瘤以疮药，风湿以风湿药，各随其所宜。

病在胸膈以上者，先食后服药；病在心腹以下者，先服药而后食；病在四肢血脉者，宜空腹而在旦；病在骨髓者，宜饱满而在夜。

夫大病之主，有中风伤寒，寒热温疟，中恶霍乱，大腹水肿，肠澼下利，大小便不通，贲豚上气，咳逆呕吐，黄疸消渴，留饮癖食，坚积癥瘕，惊邪癫痫，鬼疰，喉痹齿痛，耳聋目盲，金疮踒折，痈肿恶疮，痔瘘瘿瘤，男子五劳七伤，虚乏羸瘦，女子带下崩中，血闭阴蚀，虫蛇蛊毒所伤，此大略宗兆，其间变动枝叶，各宜依端绪以取之。

卷 二

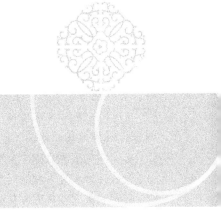

上　品

❖ 丹砂 dānshā ❖

【本经】　味甘微寒。主身体五脏百病。养精神，安魂魄，益气，明目，杀精魅邪恶鬼，久服通神明，不老。能化为汞。生山谷。

【形态】　鲜红或暗红色颗粒状或块片状结晶体，体极重。

【性味】　甘，微寒。

【归经】　入心经。

【经义】　丹砂气寒味甘，生于土石之中，乃资中土而得水火之精，且色赤质重，赤色通心，心为五脏六腑之大主，心安则五脏六腑皆安，则身体五脏百病皆除。肾藏精，心藏神，丹砂使水火上下相交而精神得其所养，内外气血调和则魂魄自安。因能调和其气，故益气。目得水火之精气以养其瞳子，则目明。上下水火相交，则精神狂乱等症状自能消除。久服通神明，不老，为方士之说，不可信。内含水银，以火烹炼，能化为汞。

【现代功效】　清心镇惊，安神，明目，解毒。

【临床应用】

1. 心神不宁，心悸，失眠　治心火亢盛之心神不安、胸中烦热、惊悸不眠，常与黄连、栀子、磁石等合用，以增强清心安神之效；治心火亢盛，阴血不足之失眠多梦、惊悸怔忡、心神烦热，可与当归、生地黄、炙甘草等同用，如朱砂安神丸。

2. 惊风，狂乱，癫痫　治温热病，热入心包或痰热内闭所致的高热烦躁，神昏谵语，惊厥抽搐者，常与牛黄、麝香等开窍、息风药同用，如安宫牛黄丸；亦可与全蝎、钩藤配伍治疗小儿惊风，如牛黄散。

3. 疮疡，咽痛，口疮　外用治疮毒肿痛，常与雄黄、山慈菇、大戟等配伍同用；治口舌生疮、咽喉肿痛，与冰片、硼砂同用，如冰硼散。

【用量用法】　研末冲，或入丸散，0.1～0.5g；外用，适量，干掺，或调敷，或喷喉。

【禁忌】　慎勿经火，即忌火煅。独用多引起汞中毒，故反令人呆闷。另有一种人工制成品，不堪入药。

【参考】　现名朱砂。

❖ 云母 yúnmǔ ❖

【本经】　味甘平。主身皮死肌，中风寒热，如在车船上。除邪气，安五脏，益子精，明目。久服轻身延年。一名云珠，一名云华，一名云英，一名云液，一名云沙，一名磷石。生山谷。

【形态】 薄而透明，有玻璃样或珍珠样光泽。

【性味】 甘，平。

【归经】 入肺经。

【经义】 云母色白，属金，能入肺经。肺主皮毛，故能主身皮死肌。若肺气虚则易为风邪所凑，风中于肌腠者，必阻滞而发寒热，神志不能自主，有如在车船上而发头晕的现象，云母能入肺镇摄其气，故主中风寒热、除邪气。肺为五脏华盖，肺气得补，则五脏自然安宁。肺金能生肾水，肾精足，则肝有所养而目亦明。气充、精足、目明，则身体轻捷愉快而延年益寿。

【禁忌】 阴虚火旺者，勿服。

【参考】 本品临床少用。

 ## 玉泉 yùquán

【本经】 味甘平。主五脏百病，柔筋强骨，安魂魄，长肌肉，益气。久服耐寒暑，不饥渴，不老神仙。人临死服五斤，死三年色不变。一名玉札。

【形态】 玉之浆液，明澈如水。

【性味】 甘，平。

【归经】 入脾、肾经。

【经义】 玉为石之精，深藏土中，得坤土之气，味甘性平，功能培脾益阴。脾为后天之本，脾得所养，则各脏受益，故能主五脏百病。肝主筋，肾主骨，玉泉为玉之精液，能养肾脏水阴而益肝木，故能柔筋强骨。其质重能镇怯，故能安定魂魄。脾主肌肉，脾健则肌肉丰肥，玉泉味甘能补脾，故中气充足。至于"久服耐寒暑，不饥渴，不老神仙。人临死服五斤，死三年色不变"，为古人观点，待考证。

【参考】 本品有名未用。

 ## 石钟乳 shízhōngrǔ

【本经】 味甘温。主咳逆上气。明目，益精，安五脏，通百节，利九窍，下乳汁。一名留公乳。生山谷。

【形态】 石灰岩溶洞钟乳石滴下之液，含碳酸钙，中空相通，形如鹅翎管，为白色或灰白色之冰柱状矿石，长短不一。

【性味】 甘，温。

【归经】 入肺、胃、肾经。

【经义】 气虚则气不得归元，则咳逆上气，本品性温而镇坠，气得归元，故能主之。质重而坠，得此则火不上浮，气不下脱，故能明目、益精。因助肺肃降，使水津四布，五脏得养，故安五脏。因其中空而性通利，故通百节，利九窍，下乳汁。

【禁忌】 阴虚有热者禁用。

【参考】 乳状下垂，滴溜成石，故名。现名钟乳石，又名鹅管石。

矾石 fánshí

【本经】 味酸寒。主寒热泄利，白沃，阴蚀，恶疮，目痛。坚骨齿，炼饵服之，轻身不老，增年。一名羽涅。生山谷。

【形态】 呈不规则结晶形块状，无色或白色，体重如石。

【性味】 酸，寒。

【归经】 入脾经。

【经义】 本品味酸能收涩，性寒能清热。寒热泄痢，为湿热之候，故能主之。妇人白沃，日久多致滑脱，矾石涩能固脱。阴蚀恶疮，亦缘于湿火，目痛多由风热所致，本品性寒，故能主之。髓为热劫则空，故骨痿而齿浮，矾性燥急，入骨能除热，故能坚骨齿。因骨齿得坚，故被古人认为有增年益寿之功。

【现代功效】 外用解毒杀虫，燥湿止痒；内服止血止泻，祛除风痰。

【临床应用】

1. 湿疹瘙痒，疮疡疥癣 治湿疹诸疮，红肿痛痒，疥疮等，可与雄黄共为细末，浓茶调敷，如二味拔毒散；治疗毒恶疮，常配黄丹研末外用，如二仙散；治疥癣所致的皮肤瘙痒，配硫黄、轻粉等攻毒杀虫药同用；治口疮，可与黄柏、冰片等解毒泻火药研末外敷。

2. 便血、吐衄、崩漏，久泻久痢 治衄血不止，以枯矾研末吹鼻；治崩漏，配五倍子、地榆；治外伤出血，用生矾、煅矾配松香研末外敷；治久泻、久痢，可单用，或配煨诃子肉为散，粥饮调服。

3. 癫痫，中风昏厥 治痰壅心窍癫痫，配郁金为末，薄荷糊丸服，如白金丸；治中风不语，牙关紧闭，痰厥昏迷，配皂角、灯心草等，煎汤灌服，如稀涎散。

此外，本品有燥湿退黄之功。治女劳疸，可配硝石，如硝石矾石散。

【用量用法】 外用研末调敷或化水洗患处。内服0.6~1.5g，入丸、散服。

【禁忌】 虚人不宜服用。

【参考】 现名白矾。

消石 xiāoshí

【本经】 味苦寒。主五脏积热，胃胀闭。涤去蓄结饮食，推陈致新，除邪气。炼之如膏，久服轻身。生山谷。

【形态】 呈六棱长柱状或板柱状，无色透明或类白色半透明。

【性味】 苦，寒。

【归经】 入胃、大肠、三焦经。

【经义】 积热在脏可致胃腑之气胀闭不通，消石苦能泄，寒能清，故能主五脏积热、胃胀闭、蓄结饮食等。因陈者去，新者可纳也，故推陈致新。五脏之积热自散故除邪气。

【禁忌】 无实邪者禁用。

朴消 pǔxiāo

【本经】 味苦寒。主百病，除寒热邪气，逐六府积聚，结固留癖。能化七十二种石。炼饵服之，轻身神仙。生山谷。

【形态】 呈小块片粒状，灰白色或灰黄色，略透明。

【性味】 苦，寒。

【归经】 入胃、大肠、三焦经。

【经义】 外感百病虽多，不越寒热邪气。寒热邪气除，则外感之百病皆治。朴消味苦而咸，故能逐六腑积聚、结固留癖。化七十二种石，皆因咸能软坚之效。"炼饵服之，轻身神仙"，为古代观点，不足为信。

【现代功效】 泻下通便，润燥软坚，清火消肿。

【临床应用】

1. 积滞便秘 治大便燥结、腹满胀痛等，与大黄相须为用，如大承气汤、调胃承气汤；治邪热与水饮互结致心下至少腹硬满而痛者，配伍大黄、甘遂，以泻热逐水，如大陷胸汤。

2. 口疮，咽痛，目赤，疮痈肿痛 治咽喉肿痛、口舌生疮，可与冰片、硼砂等解毒疗疮药研末吹患处，如冰硼散，亦可置西瓜中制成西瓜霜外用；治目赤肿痛可用玄明粉化水滴眼；治乳痈初起、肠痈、丹毒、皮肤疮痈等，可用本品配冰片外敷。单用本品，煎汤外洗，可治痔疮肿痛。

此外，本品外敷尚可回乳。

【用量用法】 6～12g，一般不入煎剂，待汤剂煎得后，溶入汤液中服用。外用适量。

【禁忌】 胃虚无实者及孕妇禁用。不宜与硫黄、三棱同用。

【参考】 凝结在下之粗朴，为朴硝，又名皮硝；在上如麦芒者则为芒硝。

滑石 huáshí

【本经】 味甘寒。主身热泄澼，女子乳难，癃闭。利小便，荡胃中积聚寒热，益精气。久服轻身，耐饥长年。生山谷。

【形态】 呈不规则的块状，表面黄白色或青白色，有花纹和蜡样光泽。细腻，手摸有滑润感。

【性味】 甘，寒。

【归经】 入膀胱、心、胃、大肠、小肠经。

【经义】 滑石味甘属土，气寒属水，色白属金，禀甘寒水气，性滑利，故能主女子乳难，癃闭，利小便。热在外则身热，热在内则泄澼，滑石性寒可除热，则主身热，且利小便可实大便，故主泄澼。惟其性寒而滑利，小便利，热邪借此下泄，故能荡胃中积聚寒热。

【现代功效】 利尿通淋，清热解暑，外用收湿敛疮。

【临床应用】

1. 热淋，石淋 治湿热下注，热结膀胱之小便淋沥涩痛，常与木通、车前子、瞿麦等同用，如八正散；治石淋，可与海金沙、金钱草、木通等配伍，如二金排石汤。

2. 暑温，湿温 治暑热烦渴，小便短赤，可与甘草同用，即六一散；治湿温初起及暑温夹湿，头痛恶寒，身重胸闷，则与薏苡仁、白蔻仁、杏仁等合用，如三仁汤。

3. 湿疮，湿疹，痱子　治湿疮，湿疹，可单用或与枯矾、黄柏等为末，撒布患处；治痱子，则每与薄荷、甘草等配制成痱子粉外用。

【用量用法】　10～20g，先煎。外用适量。

【禁忌】　脾虚、热病伤津者及孕妇慎用。

空青 kōngqīng

【本经】　味甘寒。主青盲，耳聋。明目，利九窍，通血脉，养精神。久服轻身，延年不老。能化铜、铁、铅、锡作金。生山谷。

【形态】　大如鸡卵，小者如相思子或成片状或豆粒，腹中空洞，破之有浆水。

【性味】　甘，寒。

【归经】　入肝经。

【经义】　目为肝窍，瞳子属肾，肝肾虚则内热，故生内外障翳。本品色青入肝，性寒清热，故能退积热，热退则障自消，目自明。耳为肾窍，水涸火炎，故耳聋，肾火解，则水生耳复聪。九窍不利，多见火壅之证，血热气逆，则致血脉不畅通。本品凉肝清肾，九窍利，血脉通畅，精神因而得养。因目明、耳聪，精神得养，故被古人认为有养生益年的功效。

【禁忌】　目病之不因于肝肾热者禁用。

曾青 zēngqīng

【本经】　味酸小寒。主目痛，止泪出，风痹，利关节，通九窍，破癥坚积聚。久服轻身不老。能化金铜。生山谷。

【性味】　酸，小寒。

【归经】　入肝、胆经。

【经义】　本品生于矿中，秉金气以生，味酸性寒，金能制木，酸能泻肝，故能平肝气而泻风热，止目痛、泪出，解风痹。风痹解，则关节自利，九窍自通，内脏之癥坚积聚亦随之消除，故被古人认为有养生益年的功效。

【参考】　本品有名未用。

禹余粮 yǔyúliáng

【本经】　味甘寒。主咳逆，寒热，烦满，下赤白，血闭，癥瘕，大热。炼饵服之，不饥轻身延年。生池泽。

【形态】　黄褐色，作不正形之固状矿物，质地坚硬，用其内部赭黑色之粉末。

【性味】　甘，寒。

【归经】　入肺、胃、大肠经。

【经义】　本品质重，有沉降内收之性，能降气，不使上逆，故主咳逆。性寒除热，可以止烦；质重降逆，可以泻满。此处能除脾胃不调之寒热，非可以通治一切寒热。又可除湿热，故治下利赤白。能消热邪所滞之瘀积，故治血闭，癥瘕，大热。本品入下焦厚肠胃，故能扶助后天，使气血充沛，被古人认为"炼饵服之，不饥轻身延年"。

【现代功效】 涩肠止泻，收敛止血。

【临床应用】

1. 久泻，久痢 治久泻、久痢者，常与赤石脂相须而用，如赤石脂禹余粮汤。

2. 便血，崩漏 治气虚失摄之便血，常配伍人参、白术、棕榈炭等药，以益气摄血止血；用治崩漏，常与海螵蛸、赤石脂、龙骨等药同用，以加强固崩止血之效。

此外，本品入下焦，能固涩止带，治肾虚带脉不固之带下清稀者，常与海螵蛸、煅牡蛎、白果等药同用。

【用量用法】 煎服，9～15g，先煎，或入丸散。

【禁忌】 有表邪者禁用。

 太一余粮 tàiyīyúliáng

【本经】 味甘平。主咳逆上气，癥瘕血闭漏下，除邪气。久服耐寒暑，不饥，轻身。飞行千里，神仙。一名石脑。生山谷。

【参考】 本品生在池泽者，为禹余粮；生在山谷者，为太一余粮。原本是一物，李时珍言："禹余粮、太一余粮，石中黄水，性味功用皆同，但入药有精粗之等尔。"

 白石英 báishíyīng

【本经】 味甘微温。主消渴，阴痿不足，咳逆，胸膈间久寒。益气，除风湿痹。久服轻身长年。生山谷。

【形态】 六方柱状或粗粒状集合体，呈不规则块状，白色或淡灰白色，体重。

【性味】 甘，微温。

【归经】 入肺、脾、大肠经。

【经义】 消渴是渴饮而小便频数，阳事不举曰阴痿，皆因下元亏损，肾气不足所致。本品味甘性温，能温命门之火，故能主之。肺气不降上逆则见咳逆，白石英质重，故能镇降咳逆。性温能行，故能治胸膈间久寒，除风湿痹。味甘能补，故能益气。古人认为久服轻身延年。

【禁忌】 阴虚有火者慎用。

 紫石英 zǐshíyīng

【本经】 味甘温。主心腹咳逆邪气。补不足，女子风寒在子宫，绝孕十年无子。久服温中，轻身延年。生太山山谷。

【形态】 六方柱状或粗粒状集合体，呈不规则块状，为石英中显紫色的结晶矿石，但色的深浅颇不一定，体重，有玻璃样光泽。

【性味】 甘，温。

【归经】 入脾、心、心包、肝经。

【经义】 本品味甘质重，益脾土而降气逆，故主咳逆。风寒在子宫，肝血不藏，脾血不统，不能成孕，紫石英气温能散子宫风寒，味甘能益肝脾之血，故用为治。中者，脾土也，久服甘温益脾，故云温中。

五色石脂 wǔsè shízhī

【本经】 包括青石、赤石、黄石、白石、黑石脂等。味甘平。主黄疸，泄利肠澼脓血，阴蚀下血赤白，邪气痈肿，疽痔恶疮，头疡，疥瘙。久服补髓益气，肥健不饥，轻身延年。五石脂各随五色补五脏。生山谷。

【形态】 为块状集合体，呈不规则块状，红色深浅不一，呈花纹状，体轻，质软而细滑，具有蜡样光泽，有涩性，粘舌者良。

【性味】 甘，平。

【归经】 赤者入心、肾、大肠经；白者入肺经；青者入肝经；黄者入脾经；黑者入肾经。

【经义】 赤石脂质重，甘平而涩，泻痢肠澼、脓血阴蚀、下血赤白等，久则下焦虚脱，无以闭藏，其他固涩之药，性多轻浮，不能达下，但赤石脂质重而涩，直入下焦阴分，因此能奏固涩之效。痈、肿、疽、痔、恶疮、头疡，脓血泄耗太多，生肌长肉困难，赤石脂甘平可长肉生肌，性兼平涩，内服外治均可。因其性涩，功能固涩精微，故能补髓益气，肥健，因而被古人认为有养生益年之功效。

【现代功效】 涩肠止泻，收敛止血，生肌敛疮。

【临床应用】

1. 久泻，久痢 治泻痢日久，滑脱不禁，脱肛等，常与禹余粮相须为用，如赤石脂禹余粮汤；若虚寒下利，便脓血不止者，常与干姜、粳米同用，共起温脾涩肠之效，如桃花汤。

2. 崩漏，便血 治崩漏，常与海螵蛸、侧柏叶等药同用；治便血、痔疮出血，常与禹余粮、龙骨、地榆等药同用。

3. 疮疡不敛，湿疮流水 治疮疡久溃不敛、湿疮流水，可与龙骨、乳香、没药等同用，研细末，掺于疮口。

此外，本品质重入下焦，收敛止带、止血，用于妇女肾虚带脉失约赤白带下，可配伍鹿角霜、芡实等。

【用量用法】 内服：煎服，10～20g。外用：适量，研细末撒患处或调敷。

【禁忌】 火热暴注、泄泻或赤痢有积热者忌用。

【参考】 现在临床只使用赤石脂一种。

菖蒲 chāngpú

【本经】 味辛温。主风寒湿痹，咳逆上气，开心孔，补五脏，通九窍，明耳目，出音声。久服轻身不忘，不迷惑，延年。一名昌阳。生池泽。

【形态】 为盘屈多节地下茎根，一根旁引三四根，生于池沼者，曰水菖蒲，节疏形体肥大，香气不浓；生于山涧者，曰石菖蒲，节密（一寸九节为良），体坚瘦，香气浓郁。

【性味】 辛（苦），温。

【归经】 入心、肺、脾经。

【经义】 菖蒲生水石中，秉清阳之气以生，味苦辛而性温，苦可燥湿，温能祛寒，辛香能祛风，风、寒、湿三邪去，则痹自愈。本品辛香走窜之性，能下气宣窍，通肺窍可治咳逆上气，开心孔可舒畅精神。心为五脏之主，心气通明，则五脏自得补益，九窍自得通利。孔窍开，气舒畅，则视听当无所阻，故明耳目，出音声。五脏补，九窍通，古人认为"久服轻身，不忘，不迷惑，延年"。

【现代功效】 开窍豁痰，醒神益智，化湿开胃。

【临床应用】

1. 痰迷心窍，神志昏迷 治中风痰迷心窍，神志混乱，常与半夏、天南星等燥湿化痰药合用，如涤痰汤；若治痰热内蒙心窍，高热伴神昏谵语者，常与郁金、竹沥等清热化痰药配伍，如菖蒲郁金汤；治癫痫抽搐者，则可与竹茹、枳实等清肝凉胆药配伍，如清心温胆汤。

2. 健忘、失眠、心悸、眩晕、嗜睡 治健忘，常与人参、茯苓、远志同用，如不忘散、开心散；治劳心过度、心神失养之失眠、多梦、心悸，常与远志、朱砂等配伍，如安神定志丸；治湿浊蒙蔽清窍所致的头晕、嗜睡、健忘等，又常与茯苓、远志等配伍，如安神定志丸。

3. 耳鸣、耳聋、失音等 治劳聋积久，常配伍白蔹、牡丹皮、山茱萸等外用，如菖蒲散；又治风冷伤肺，声音嘶哑，常配伍桂心、生姜等，如含化菖蒲煎；治心肾两虚，痰浊上扰之耳鸣耳聋、头昏、心悸，常与菟丝子、女贞子、旱莲草（即墨旱莲）等配伍，如安神补心丸。

4. 霍乱，腹痛，痞满，带下，下利等 用治湿阻中焦导致升降失常引发的霍乱，腹痛，痞满，带下，下利等多种病证，常与砂仁、苍术等同用，如连朴饮；治湿浊下注之赤白带下证，配伍补骨脂，如破故纸散；治湿浊、热毒蕴结肠中所致之水谷不纳，痢疾后重等，可与黄连、茯苓等配伍，如开噤散。

【用量用法】 煎服，3～10g，鲜品加倍。

【禁忌】 日久阴血不足，精滑汗多者禁用。

菊花 júhuā

【本经】 味苦平。主诸风头眩肿痛，目欲脱泪出，皮肤死肌，恶风湿痹。久服利血气，轻身耐老延年。一名节华。生川泽及田野。

【形态】 菊花种类较多，各种菊花均以身干、花朵整齐、不散瓣、不变色、香气浓者为优。

【性味】 苦（甘），平。

【归经】 入肺、肝、胃、胆、大肠、小肠经。

【经义】 菊花得天地之清气，含金水之精英。味甘苦而性平和，有清金平肝、补水制火之功，善清上焦邪热，为祛风明目之品。《黄帝内经》云："诸风掉眩皆属于肝。"风为阳邪，上升于头则见头眩肿痛，肝开窍于目，风窜于目而致目胀似欲脱，迫泪外出。菊花体轻味苦，能散风泄热，故能治之。本品气清香入肺走皮肤，逐风热。风热去，则皮肤知觉恢复，故主皮肤死肌。肝藏血，肺主气，菊花平肝祛风，清肺利气，故能治恶风湿痹。气血调和，自能轻身耐老延年。

【现代功效】 散风清热，平肝明目，清热解毒。

【临床应用】

1. 风热感冒，温病初起 用治风热感冒，或温病初起，发热、头痛、咳嗽等，常与桑叶、连翘、薄荷等同用，如桑菊饮。

2. 肝阳上亢，头痛眩晕 治肝阳上亢，头痛眩晕，与石决明、珍珠母、钩藤等平肝潜阳药同用；治肝火上攻，眩晕头痛及肝经热盛、热极动风者，与羚羊角、钩藤、桑叶等药配伍，如羚角钩藤汤。

3. 目赤肿痛，眼目昏花 治肝经风热，目赤肿痛，与蝉蜕、木贼、白僵蚕等药配伍；治肝肾精血不足，目失所养，眼目昏花，又常与枸杞子、熟地黄、山茱萸补益肝肾明目药同用，如杞菊地黄丸。

4. 疮痈肿毒 治疮痈肿毒，与金银花、生甘草同用，如甘菊汤。

【用量用法】 煎服，5～10g。

【禁忌】 脾胃虚寒者勿用。

人参 rénshēn

【本经】 味甘微寒。主补五脏，安精神，定魂魄，止惊悸，除邪气，明目，开心益智。久服轻身延年。一名人衔，一名鬼盖。生山谷。

【形态】 药用根茎，形肥厚似莱菔，黄润紧实，似人形者良。

【性味】 甘，微寒。

【归经】 入脾、肺经。

【经义】 本品味甘，性微寒，功能补五脏之气。自《药鉴》载其"甘中微苦"。脏气旺，则精神安和而魂魄自定，惊悸自止。虚人外感，于解表和解药中，加入人参，使正气充沛，鼓邪外出，非能直接除邪。又五脏六腑之精，皆上注于目，五脏之神皆藏于心，脾藏智，人参补五脏真阳之气，故能明目，开心益智。久服能使气血充沛，故被古人认为有养生益年的功效。

【现代功效】 大补元气，复脉固脱，补脾益肺，生津养血，安神益智。

【临床应用】

1. 元气虚极欲脱证 治大病、久病及大吐泻、大失血等各种原因所致人体元气耗散，体虚欲脱，脉微欲绝之危重证候，单用本品煎服；治元气大脱，或暴崩失血，导致阳气暴脱，见大汗淋漓，气促喘急，肢冷脉微等，与附子配伍，即参附汤；治气阴两虚或气虚亡阴，与麦冬、五味子配伍，即生脉散。

2. 脾肺气虚证 治脾虚不运之倦怠乏力、食少便溏，与白术、茯苓、甘草配伍，即四君子汤；治脾虚、中气下陷之短气不足以息、脏器脱垂，与黄芪、升麻、柴胡等配伍，如补中益气汤；治脾气虚弱，不能统血，导致长期失血者，与黄芪、白术等配伍，即归脾汤；治脾气虚衰，气虚不能生血，以致气血两虚者，与当归、白术配伍，以补益气血，如八珍汤；治肺气虚，咳喘，痰多者，常与五味子、苏子、杏仁等配伍，如补肺汤；治肺肾两虚，肾不纳气的虚喘等，与蛤蚧等补益肺肾、纳气定喘之品配伍。

3. 热病气虚津伤口渴及消渴证 治热病气津两伤，口渴，多汗，脉大无力者，与石膏、知母等清热泻火药配伍，以清热，益气生津；治消渴兼有气虚者，常与麦冬、沙参、天花粉等配伍使用。

4. 心悸、失眠、健忘 治心气虚之心悸健忘、失眠多梦，可单用或与酸枣仁、柏子仁等养心安神药配伍，如《摄生秘剖》天王补心丹。

5. 阳痿，宫冷 治肾阳虚衰之阳痿，宫冷，常与鹿茸等补阳药配伍。

【用量用法】 3～9g，另煎兑服；也可研粉吞服，每次 2g，每日 2 次。

【禁忌】 肺家有热，阴虚火旺，痘疹初发，身热而斑点未形，伤寒始作，形证未定而邪热炽盛者勿用。

天门冬 tiānméndōng

【本经】 味苦平。主诸暴风湿偏痹，强骨髓，杀三虫，去伏尸。久服轻身益气延年。一名颠勒。生山谷。

【形态】 块根，作纺锤状，两端尖，外色白或带褐。

【性味】 苦（甘），平（寒）。

【归经】 入肺、肾经。

【经义】 本品味甘苦而性寒，气薄味厚，纯以柔润养阴为功。主暴风，是指液枯内动之风，盖滋润养阴则暴风自息，即是治风先治血之意，亦是血不养筋之病，风燥相因而至，故治风亦能治痹。湿为阴寒之邪，痹亦有因于湿者，然甘寒阴药治湿无理，此处恐是传写之误。热极血干而生虫，以成伏尸；肺热成痿，肾热髓枯，筋槁不荣，而成偏痹。天冬甘寒清润，能滋燥泽枯，故三虫去，伏尸除，骨髓有所养而自强，偏痹可利。久服轻身益气延年，则是极言其有养阴益液之功效也。

【现代功效】 养阴润燥，清肺生津。

【临床应用】

1. 肺阴虚证 治阴虚肺热的燥咳，可单用熬膏服，即天门冬膏；亦常与麦冬、沙参、川贝母配伍；治劳嗽咯血，或干咳痰黏，痰中带血，常与麦冬配伍，即二冬膏；或与川贝母、生地黄、阿胶等配伍，以养阴润肺，化痰止血。

2. 肾阴虚证 治肾阴亏虚，眩晕耳鸣，腰膝酸痛者，常与熟地黄、枸杞子、牛膝等滋肾益精、强筋健骨药配伍；治阴虚火旺，骨蒸潮热者，常与生地黄、麦冬、知母等滋阴降火药配伍；治肾阴久亏，内热消渴证，可与生地黄、山药、女贞子等滋阴补肾药配伍；治肺肾阴虚之咳嗽咯血，可与生地黄、玄参、川贝母等滋阴清肺、凉血止咳药配伍。

此外，本品也可用于治疗热病伤津之食欲不振、口渴及肠燥便秘等。

【用量用法】 6～12g。

【禁忌】 凡脾胃虚而泄泻者禁用。

甘草 gāncǎo

【本经】 味甘平。主五藏六腑寒热邪气，坚筋骨，长肌肉，倍力，金疮尰，解毒，久服轻身延年。生川谷。

【形态】 鞭状根，表面有纵皱纹，呈灰褐色，内面呈黄色，味至甘。

【性味】 甘，平。

【归经】 入肺、肝、脾经。

【经义】 甘草皮赤，色黄，属土，得甘之正味，味极甘，甘能缓急，又能调和诸药，热药用之缓其热，寒药用之缓其寒，寒热相兼，用之得其平。五脏之寒热邪气得解，脏气合而真气生，乃补正而邪却之意。味甘益脾，脾土受补，百骸得以滋养，故筋骨坚。脾主肌肉，则肌肉长。肺主周身之气，甘平益肺，肺益则气力倍。脾得补，则肌肉丰满，可愈金疮而肿自消，故治金疮肿。因甘为土之正味，毒得土则化，甘草大甘之味可以解毒。古人云其"久服轻身延年"，亦因其有补益人体和解毒之功。

【现代功效】　补脾益气，清热解毒，祛痰止咳，缓急止痛，调和诸药。

【临床应用】

1. 心气不足的心动悸，脉结代　治心气虚所致的心动悸，脉结代，常与人参、阿胶、桂枝等配伍，以益气复脉、滋阴养血，如炙甘草汤。

2. 脾气虚证　治脾气虚弱所致的倦怠乏力，食少便溏等，常与人参、白术、茯苓配伍，即四君子汤。

3. 痰多咳嗽　治风寒咳嗽，与麻黄、杏仁配伍，以散寒解表、宣肺平喘，如三拗汤；治肺热咳喘，常与石膏、麻黄、杏仁配伍，以清热宣肺、降逆平喘，即麻杏甘石汤；治寒痰咳喘，常与干姜、细辛配伍，以涤饮解表、温肺降逆，如苓甘五味姜辛汤；治湿痰咳嗽，常与陈皮、半夏、茯苓配伍，以燥湿化痰，即二陈汤。

4. 脘腹及四肢挛急作痛　治阴血不足，筋失所养而挛急作痛者，常与白芍配伍，即芍药甘草汤；治脾胃虚寒，营血不能温养所致者，常与桂枝、白芍、饴糖等配伍，以温中补虚、缓急止痛，如小建中汤。

5. 热毒疮疡，咽喉肿痛及药物、食物中毒　治热毒疮疡，常与金银花、连翘等清热解毒药配伍；治咽喉肿痛，可单用煎服，或与桔梗配伍，即甘草汤、桔梗汤；治药物中毒、食物中毒，在无特殊解毒药时，可用甘草治之，亦可与绿豆或大豆煎汤服。

【用量用法】　2～10g。

【禁忌】　凡脾胃有湿滞而中满呕恶者禁用。

 干地黄 gāndìhuáng

【本经】　味甘寒。主折跌绝筋伤中，逐血痹，填骨髓，长肌肉。做汤，除寒热积聚，除痹。生者尤良。久服轻身不老。一名地髓。生川泽。

【形态】　形似广东番薯，表面略皱纹，新鲜掘出，色淡黄，可以捣取鲜汁，晒干后渐变黑。

【性味】　甘，寒。

【归经】　入脾、肝、肾经。

【经义】　干地黄禀天冬寒水之气，气寒入肾，味甘入脾，质润性滑，能润血。入肾益精而填骨髓，入肝脾养血而长肌肉。主跌折，绝筋，伤中，逐血痹，乃正气旺而病自退之意。寒能泄热，故除寒热积聚、除痹。因新鲜的生地黄液多，滋润力强，其养血凉血的功效更强，故曰生者尤良。因其甘寒补益之功，被古人认为有延年益寿之功。

【现代功效】　清热凉血，养阴生津。

【临床应用】

1. 热入营血，温毒发斑，吐血衄血　治温热病热入营血，壮热烦渴，神昏舌绛，常与玄参、金银花、黄连等同用，如清营汤；治热毒斑疹色紫暗，多与赤芍、紫草、玄参等配伍；治血热吐血衄血，便血崩漏，与鲜荷叶、生艾叶、生侧柏叶同用，即四生丸。

2. 阴虚内热，骨蒸劳热　治阴虚内热，潮热骨蒸，可配知母、地骨皮同用，如地黄膏；治温病后期，余热未尽，阴津已伤，夜热早凉，配青蒿、鳖甲、知母等，如青蒿鳖甲汤。

3. 津伤口渴，内热消渴，津伤便秘　治热病伤阴，烦渴多饮，常与麦冬、沙参、玉竹等配伍，如益胃汤；治阴虚内热之消渴证，配山药、黄芪、山茱萸，如滋膵饮；治热伤津液，肠燥便秘，配玄参、麦冬，如增液汤。

【用量用法】　鲜地黄 12～30g；生地黄 10～15g。

【禁忌】　凡脾胃虚寒，痰湿气滞者禁用。

【参考】　古人新采即为生地黄，日久渐干为干地黄，现所称生地黄即干地黄，非出产近地，不易得生地黄。

术 zhú

【本经】　味苦温。主风寒湿痹死肌，痉，疸，止汗，除热，消食，作煎饵。久服轻身延年不饥。一名山蓟。生山谷。

【形态】　块状根茎，外灰棕色，内部黄白色。

【性味】　苦，温。

【归经】　入脾、胃经。

【经义】　术味苦性温，入脾胃经，有稼穑作甘之德，脾主升举清阳，胃主通降浊阴，苦能降泄，温能燥湿，为脾胃要药。功能内固中气，外御湿邪。《黄帝内经》言"风寒湿三气合而为痹"。邪壅经脉，甚则肌肉如死；或湿阻筋络，筋络挛急而为痉；或湿乘脾土，肌肉发黄而为疸；或湿盛外越，而为多汗；或湿热交蒸而为发热；或脾不运化，而为停食，术性专于健脾燥湿，故能主之。脾胃后天强健，故被古人认为有养生益年的功效。

白　术

【现代功效】　健脾益气，燥湿利水，止汗，安胎。

【临床应用】

1. 脾气虚证　治脾气虚弱之食少神疲，与人参、茯苓、炙甘草配伍，即四君子汤；治脾胃虚寒之腹满泄泻，与人参、干姜、炙甘草配伍，即理中汤；治脾虚而有积滞之脘腹痞满，与枳实配伍，即枳术丸。

2. 痰饮，水肿　治脾虚中阳不振，痰饮内停者，与桂枝、茯苓、甘草等配伍，以温脾化饮，如苓桂术甘汤；治脾虚水肿，与茯苓、泽泻等配伍，以健脾利湿，如四苓散。

3. 气虚自汗　治脾虚气弱，肌表不固而自汗者，可单用为散服，或与黄芪、防风等配伍，以益气固表止汗，如玉屏风散。

4. 胎动不安　治脾虚气弱，胎动不安之证，如有内热者，可配黄芩，以清热安胎；若兼气滞胸腹胀满者，可配苏梗、砂仁、陈皮等，以理气安胎；而兼胎气不固、腰酸腹痛者，又多与杜仲、续断、菟丝子等合用，以补肝肾固冲任而安胎。

【用量用法】　煎服，6～12g。

苍　术

【现代功效】　燥湿健脾，祛风散寒，明目。

【临床应用】

1. 湿阻中焦证　治湿阻中焦，脾失健运所致的脘腹胀满、呕恶食少、吐泻乏力、肢体倦怠、舌苔白腻等，常与厚朴、陈皮等配伍，如平胃散；治水湿内停之痰饮、水肿，常与茯苓、猪苓、泽泻等利水药配伍，如胃苓散；治暑湿或湿温，常与黄芩、黄连、滑石等配伍。

2. 风湿痹证   治风寒痹证湿邪偏胜者，常与羌活、独活、薏苡仁等配伍，如薏苡仁汤；治湿热痹痛，常与石膏、知母等配伍，如白虎加苍术汤；治湿热下注之脚膝肿痛，或痿软无力，常与黄柏相须为用，即二妙散；治湿热下注之阴痒、带下黄白，常与栀子、龙胆、黄柏等清热燥湿药配伍。

3. 风寒夹湿之表证   治外感风寒表证夹湿者，常与防风、羌活、白芷等配伍，如神术散。

4. 夜盲，眼目昏涩   治夜盲症及眼目昏涩，可单用，或与羊肝、猪肝等煎煮同食，如抵圣散。

【用量用法】   煎服，3～9g。

【禁忌】   血燥无湿者，火疡作痛者禁用。

【参考】   白术、苍术古籍不分，古人认为苍术即生老的白术，皮粗色苍。现苍术为菊科苍术属植物茅苍术或北苍术的干燥根茎；白术为菊科苍术属植物白术的干燥根茎。苍术与白术大致相同。苍术味辛温走窜，燥湿之力较白术为胜；而补脾益气，白术为良。

菟丝子 tùsīzǐ

【本经】   味辛平。主续绝伤，补不足，益气力，肥健。汁，去面皯。久服明目，轻身延年。一名菟芦。生川泽。

【形态】   寄生蔓草之花实，大如黍粒，呈黄褐色，内含丰富黏质。

【性味】   辛（甘），平。

【归经】   入肾、肝、脾经。

【经义】   菟丝子脂膏最足，如丝不断，故主续绝伤。其味由辛而甘，功能滋养肝肾，故主补不足，益气力，肥健人。鲜茎苗捣汁涂，可去面皯。久服"明目，轻身延年"，即滋养肝肾之效。

【现代功效】   补益肝肾，固精缩尿，安胎，明目，止泻；外用消风祛斑。

【临床应用】

1. 腰膝酸软，阳痿遗精，遗尿尿频，带下等病证   治肾虚所致的腰膝酸软，常与杜仲、桑寄生等配伍；治肾阳不足，肾精亏虚之阳痿遗精，常与枸杞子、覆盆子、五味子等配伍，以补肾壮阳，固精止遗，如五子衍宗丸；治下元虚冷之遗尿尿频，与桑螵蛸、鹿茸、五味子等配伍，以补肾助阳，缩尿止遗，如菟丝子丸；治肾虚不固之带下、尿浊，与茯苓、莲子、芡实等配伍，以温补脾肾，收涩止带，如茯菟丸。

2. 胎动不安   治肝肾不足，胎元不固之胎动不安，常与桑寄生、续断、阿胶等配伍，以补肝肾，安胎，如寿胎丸。

3. 目暗耳鸣   治肝肾不足，目失所养之目暗不明，常与熟地黄、枸杞子等配伍，以补肝肾、益精血、明目，如驻景丸。

4. 脾肾虚泻   治脾肾两虚之便溏泄泻，常与补骨脂、砂仁、肉豆蔻配伍，以温肾暖脾止泻，如脾肾双补丸。

本品外用能消风祛斑，用于白癜风，可与补骨脂配伍。

【用量用法】   6～12g。外用适量。

【禁忌】   外感有热者禁用。

❧ 牛膝 niúxī ❧

【本经】 味苦酸。主寒湿痿痹，四肢拘挛，膝痛不可屈，逐血气，伤热，火烂，堕胎。久服轻身耐老。一名百倍。生川谷。

【形态】 茎方形，有节如牛之膝，根供药用，色黄白，韧似人筋，长而肥润者良。

【性味】 苦，酸。

【归经】 入肝、肾、肺经。

【经义】 牛膝味苦酸，自《名医别录》认为其性平，气味俱降，苦平清肺，肺气清，则水道通调，寒湿下逐，营卫畅行，而痿痹愈。湿热不除，则大筋软短，四肢拘挛，膝痛不可屈伸，牛膝入肝舒筋，味苦除湿，故能主之。其性降泄，苦能清热，故治伤热、火烂。同时味苦还能伐生生之气，性专向下，可致堕胎。人体气血通畅，被古人认为"轻身耐老"。

【现代功效】 活血祛瘀，补肝肾、强筋骨，利水通淋，引火（血）下行。

【临床应用】

1. 血瘀证 治妇科经产瘀血诸证如痛经、月经不调、经闭、产后腹痛、胞衣不下等，常与当归、红花、桃仁等配伍；治跌打损伤、血瘀内停、瘀滞肿痛，可与续断、当归、乳香等配伍。

2. 腰膝酸痛，下肢痿软 治肝肾不足，腰膝酸软无力者，可与杜仲、续断等配伍，如续断丸；若风湿痹痛日久，损及肝肾，腰膝疼痛者，常与独活、桑寄生、杜仲等配伍，如独活寄生汤；治湿热成痿，足膝痿软者，常与黄柏、苍术配伍，如三妙丸；治风湿所致的下肢关节疼痛，可与独活、川芎、防己等配伍。

3. 淋证，水肿，小便不利 治热淋、血淋、石淋等，可与滑石、瞿麦、冬葵子等配伍；治水肿、小便不利，常与地黄、泽泻、车前子等配伍，如济生肾气丸。

4. 上部火热证 治气火上逆，血热妄行之吐血、衄血，可与栀子、白茅根、代赭石等配伍；治肝阳上亢的头痛眩晕，常与代赭石、龙骨、牡蛎等配伍，如镇肝熄风汤；治胃火上炎之牙龈肿痛、口舌生疮，常与石膏、知母、生地黄等配伍，如玉女煎。

【用量用法】 5～12g。

【禁忌】 男子遗精虚弱，女子月经过多及妊娠期忌用。

❧ 充蔚子 chōngwèizǐ ❧

【本经】 味辛微温，主明目益精，除水气。久服轻身。茎，主瘾疹痒，可作汤浴。一名益母，一名益明，一名大札。生池泽。

【形态】 叶略似艾，初夏开淡紫花，一花结四子，有三棱，褐色。

【性味】 辛（甘），微温。

【归经】 入肝、肾经。

【经义】 本品辛甘能润肝肾益血，故主明目益精。温能行水，故除水气。茎尤善行，活血疏风，故可作汤浴，止瘾疹痒。茺蔚之根、茎、花、叶、子皆入药，后世多用益母草。

【现代功效】 活血调经，利水消肿，清热解毒。

【临床应用】

1. 血瘀证 治瘀血阻滞的痛经、经行不畅、经闭、产后恶露不尽等，可单用熬膏服，如益母草膏；亦可与当归、川芎、赤芍等配伍，如益母丸；治跌打损伤，瘀血肿痛，可与川芎、当归、乳香、没药等配伍，内服、外敷均可。

2. 水肿，小便不利　治水瘀互结之水肿，既可单用，又可与白茅根、泽兰等配伍。

3. 疮痈肿毒，皮肤痒疹　治疮痈肿毒，皮肤痒疹，可单用鲜品捣敷或煎汤外洗，亦可与黄柏、苦参、蒲公英等煎汤内服。

【禁忌】　凡血虚无瘀者禁用。

【参考】　茺蔚，古人用子，今人亦用茎叶，名益母草。

女萎 nǔwěi

【本经】　味甘平。主中风暴热，不能动摇，跌筋结肉，诸不足，久服去面黑䵟，好颜色，润泽，轻身不老。生山谷。

【形态】　药用取地下茎，长圆形，粗如指，少有结，有须根，色黄白润泽者良。

【性味】　甘，平。

【归经】　入心、肺经。

【经义】　邪风中人，身热如暴，热盛劫津，则筋不柔和，蹒跚如跌，肌内津枯，则涩滞如结。女萎柔润能息风，甘平能增液，有节能通络，故能主之。又甘能补中气，气血赖以生化，故主诸不足。久服，津液充沛，则润泽，去面黑䵟，好颜色，被古人认为有养生益年的功效。

【现代功效】　养阴润燥，生津止渴。

【临床应用】

1. 肺阴虚证　治肺阴虚有热的干咳少痰、咳血、声音嘶哑等，常与沙参、麦冬、桑叶等配伍，如沙参麦冬汤；治阴虚火炎，咳血，咽干，失音者，可与麦冬、地黄、贝母等配伍；治阴虚外感，常与薄荷、淡豆豉配伍，可使发汗而不伤阴，滋阴而不留邪，如加减葳蕤汤。

2. 胃阴虚证　治燥伤胃阴，口干舌燥，食欲不振，常与麦冬、沙参等配伍；治胃热津伤之消渴，可与石膏、知母、麦冬等配伍，以共收清胃生津之效。

此外，本品还可用于治热伤心阴之烦热多汗、惊悸等，可与麦冬、酸枣仁等清热养阴安神药配伍。

【用量用法】　6～12g。

【禁忌】　热病初起，痰多湿盛者禁用。

【参考】　一名葳蕤，今名玉竹。

防葵 fángkuí

【本经】　味辛寒。主疝瘕肠泄，膀胱热结，溺不下，咳逆，温疟，癫痫，惊邪狂走。久服，坚骨髓，益气轻身。一名梨盖。生川谷。

【形态】　叶似葵，根似防风。

【性味】　辛，寒。

【归经】　入心、肝、大肠、膀胱经。

【经义】　"风淫于内，治以辛凉，热淫于内，治以咸寒"。本品味辛能散风，性寒能除热，故凡"疝瘕"、"肠泄"属于风热所致者，可以此治之。肾苦燥，急食辛以润之，肾主下窍故治膀胱热结，溺不下。辛能散气，故治咳逆。寒能退热而治温疟。重阳则狂，重阴则癫，辛寒能清散风热，平衡阴阳，则癫痫、惊邪狂走自安。久服清热润肾，能使水火既济，故能坚骨髓，益气。

【参考】 古人谓，中火者服之，令人迷惑，恍惚见鬼。又有谓，令人迷惑，恍惚如狂，疑似毒草狼毒之候。近代医方罕用。

麦门冬 màiméndōng

【本经】 味甘平。主心腹结气，伤中伤饱，胃络脉绝，羸瘦短气。久服轻身，不老不饥。生川谷。

【形态】 根一本横生，颗粒联串，形圆而长。

【性味】 甘，平。

【归经】 入胃、肺、脾经。

【经义】 结气为邪热气结，麦冬一本横生，能通胃气以达四旁，又甘平清热，热解则气结自散。经脉不和，中气内虚为伤中，饮食不节为伤饱。麦冬甘平益阴，故主伤中伤饱。胃之大络，内通于脉，若胃络不通于脉，谓之胃络脉绝，麦冬颗分心贯，横生土中，连而不断，故能主之。又味甘益脾胃，故主羸瘦。气平益肺，故主短气。因脾胃健运，被古人认为"久服轻身，不老不饥"。

【现代功效】 养阴生津，润肺清心。

【临床应用】

1. 胃阴虚证 治胃阴虚热之舌干口渴，胃脘疼痛，饥不欲食，呕逆，大便干结等症。如治热伤胃阴，口干舌燥，常与生地黄、玉竹、沙参等益胃生津药配伍，如益胃汤。治消渴，可与天花粉、乌梅等配伍。治胃阴不足之气逆呕吐，与半夏、人参等配伍，如麦门冬汤。治热邪伤津之肠燥便秘，常与生地黄、玄参配伍，以滋阴润肠通便，即增液汤。

2. 肺阴虚证 治阴虚肺燥有热的咽干鼻燥，燥咳痰黏，常与阿胶、杏仁、桑叶等配伍，即清燥救肺汤；治肺肾阴虚之劳嗽咯血，常与天冬配伍，即二冬膏；治阴虚火旺咳嗽，午后为甚者，常与黄柏、知母、生地黄等滋阴降火药配伍，如麦门冬饮。

3. 心阴虚证 治心阴虚有热之心烦、失眠多梦、健忘、心悸怔忡等，常与生地黄、酸枣仁、柏子仁等养阴安神药配伍，如天王补心丹；治热伤心营，身热烦躁，舌绛而干等，常与黄连、生地黄、竹叶心等配伍，以清营解毒、透热养阴，如清营汤。

【用量用法】 6～12g。

【禁忌】 舌苔厚腻，痰多，虚寒，泄泻者忌用。

独活 dúhuó

【本经】 味苦平，主风寒所击，金疮止痛，贲豚，痫痓，女子疝瘕。久服轻身耐老。一名羌活，一名羌青，一名护羌使者。生川谷。

【形态】 药用其根，鲜时色白，气甚芳烈，晒干则外皮作灰黑色，内部淡黄，质轻虚。

【性味】 苦，平。

【归经】　入肺、脾、肾、肝经。

【经义】　独活气甚芳香，入肺御皮毛之风寒，入脾以御肌肉之风寒，通腠理，和营卫，长肌肉，故主金疮止痛。奔豚为肾水之邪上涌，此品能辛温下达，补土以治水，故为主治。痫痉多为风痫、风痉，本品能禀金气以制风，所以主之。女子疝瘕，多由经行后，内受风湿所致，此能入肝平风，入脾胜湿，故亦主之。风寒湿邪去，则身体轻捷，被古人认为能"延年益寿"。

羌　　活

【现代功效】　解表散寒，祛风胜湿，止痛。

【临床应用】

1. 风寒感冒，头痛项强　治外感风寒夹湿，恶寒发热，肌表无汗，头痛项强，肢体酸痛较重者，与防风、细辛、川芎等药同用，如九味羌活汤；治风湿在表，头项强痛，腰背酸重，一身尽痛者，配独活、藁本、防风等药同用，如羌活胜湿汤。

2. 风寒湿痹，肩背疼痛　治上半身风寒湿痹、肩背肢节疼痛者，与防风、姜黄、当归等药同用，如蠲痹汤；治风寒、风湿所致的头风痛，可与川芎、白芷、藁本等药配伍，如羌活芎藁汤。

【用量用法】　煎服，3~10g。

独　　活

【现代功效】　祛风除湿，通痹止痛。

【临床应用】

1. 风寒湿痹　治风寒湿痹证，肌肉、腰背、手足疼痛，配防风、附子、石楠叶等祛风除湿、温里散寒药同用，如独活汤；治痹证日久正虚，腰膝酸软，关节屈伸不利者，配桑寄生、杜仲、人参等，如独活寄生汤。

2. 风寒夹湿表证　治外感风寒夹湿所致的头痛头重，一身尽痛，配羌活、藁本等，如羌活胜湿汤。

此外，其祛风湿之功，亦治皮肤瘙痒，内服或外洗皆可。其止痛之功，可治风扰肾经，伏而不出之少阴头痛等。

【用量用法】　煎服，3~10g。

【禁忌】　凡血亏阴虚者，禁用。

【参考】　《本经》言独活一名羌活，本非二物，有谓出西羌者为羌活，出蜀中者为独活，现代中药学记载羌活为伞形科植物羌活或宽叶羌活的根茎或根。独活为伞形科植物重齿毛当归的根。羌活性上行，独活性下达。

车前子 chēqiánzǐ

【本经】　味甘寒。主气癃，止痛，利水道小便，除湿痹。久服轻身耐老。一名当道。生平泽。

【形态】　色黄褐，有光泽，作椭圆形，似胡麻而略小。

【性味】　甘，寒。

【归经】　入肾、小肠经。

【经义】 膀胱气塞则水道不通，谓之气癃，不通则痛。车前子味甘性寒而滑利，得土气之用，土气行，则水道通而癃痛止，水道通则湿痹亦除。湿除气畅则肢体轻捷，故被古人认为有养生益年的功效。

【现代功效】 利尿通淋，渗湿止泻，清肝明目，清肺化痰。

【临床应用】

1. 淋证，水肿，小便不利 治湿热蕴结于膀胱所致的小便淋沥涩痛者，常与木通、滑石、瞿麦等同用，如八正散；治水湿停滞水肿、小便不利，可与猪苓、茯苓、泽泻配伍；若治病久肾虚，腰重脚肿，可与牛膝、熟地黄、肉桂等同用，以温肾化气、利水消肿，如济生肾气丸。

2. 泄泻 治小便不利之水泻，可单用本品研末，米饮送服；治暑湿泄泻，可与香薷、茯苓、猪苓等同用，如车前子散。治脾虚湿盛泄泻，可配白术、茯苓、泽泻等健脾渗湿药同用。

3. 目赤肿痛，目暗昏花 治肝热目赤涩痛，常与菊花、决明子等同用；治肝肾阴亏，两目昏花，则配养肝明目之熟地黄、菟丝子等，如驻景丸。

4. 痰热咳嗽 治肺热咳嗽痰多，每与黄芩、瓜蒌、浙贝母等清肺化痰药同用。

【用量用法】 9～15g，包煎。

【禁忌】 内伤劳倦，肾气不足者禁用。

【参考】 凡多子之药皆入肾，故古方亦用于补肾药中。

木香 mùxiāng

【本经】 味辛温，主邪气，辟毒疫温鬼，强志，主淋露。久服，不梦寤魇寐。生山谷。

【形态】 形似牛蒡之根，而又分歧，其质如角，内部色枯蜡黄，现凝脂样油脂，有特殊浓厚香气，味苦，嚼之粘牙，附齿者真。

【性味】 辛，温。

【归经】 入胃、心、小肠、三焦经。

【经义】 木香辛温益胃，气极芳烈，能除秽浊疫疬之气。香气通于心，故强志。心与小肠相表里，心气下交小肠则小便调，故主淋露。心气通则神魂定，故久服可治不梦寤魇寐。

【现代功效】 行气止痛，健脾消食。

【临床应用】

1. 脾胃气滞证 用治脾胃气滞，脘腹胀痛，可与枳壳、厚朴、陈皮等配伍；若治脾虚气滞，脘腹胀满，食少便溏，常与陈皮、白术、党参等配伍，如香砂六君子汤；若治食积气滞，可配砂仁、枳实、白术等同用，如香砂枳术丸。

2. 大肠气滞证 治湿热壅滞大肠，泻痢后重，常与黄连配伍，如香连丸；若治积滞内停，蕴湿生热，脘腹痞满胀痛，大便秘结或泻而不爽，常与大黄、香附、青皮等配伍，如木香槟榔丸。

3. 肝胆气滞证 治湿热郁蒸，气机不畅之胸胁脘腹胀满疼痛，与柴胡、郁金、枳实等配伍；若治湿热黄疸，常与茵陈、大黄、金钱草等配伍。

【用量用法】 3～6g。

【禁忌】 本品纯阳香燥，阴虚者切忌；本品辛香走泄，脱证者禁用。

【参考】 木香同名异物有广木香、青木香之别，本品系广木香常用名称，与青木香不同。

薯蓣 shǔyù

【本经】 味甘温。主伤中，补虚羸，除寒热邪气，补中益气力，长肌肉。久服耳目聪明，轻身不饥延年。一名山芋。生山谷。

【形态】 地下根如长薯，多肉，皮色灰褐，内色白，性脆易折，黏浆丰富。

【性味】 甘，温。

【归经】 入肺、脾、心、肾经。

【经义】 薯蓣，味甘补脾，主治之力皆在中土，功善补中益气，故治伤中，补虚羸。中土调和，精气充足，能逐邪外出，则寒热邪气自除。补中强阴，故益气力，长肌肉，耳目聪明，养生益年。

【现代功效】 补脾养胃，生津益肺，补肾涩精。

【临床应用】

1. 脾虚证 治脾虚食少，体倦便溏，儿童消化不良的泄泻，以及妇女带下等，常与人参、白术、茯苓等配伍，以健脾益气、渗湿止泻，如参苓白术散。

2. 肺虚证 治肺虚，与太子参、南沙参等品同用；治肺肾气阴两虚者，可与熟地黄、山茱萸、苏子等配伍，如薯蓣纳气汤。

3. 肾虚证 治肾虚不固的遗精、尿频等，与熟地黄、山茱萸、菟丝子等配伍，以益肾固精止遗。治肾虚不固，带下清稀或脾虚有湿的带下清稀、绵绵不止，前者常与熟地黄、山萸肉、五味子等补肾固涩药配伍；而后者常与党参、白术、车前子等健脾利湿药配伍；若带下发黄而有湿热者，常与黄柏、椿皮等清热燥湿药配伍。

4. 消渴气阴两虚证 治阴虚内热，口渴多饮，小便频数的消渴证，常与黄芪、知母、五味子等益气生津药配伍，以益气养阴、生津止渴，如玉液汤。

【用量用法】 15～30g。

【禁忌】 有湿热实邪者勿用。

【参考】 现代称山药。

薏苡仁 yìyǐrén

【本经】 味甘微寒。主筋急拘挛，不可屈伸，风湿痹，下气。久服轻身益气。其根下三虫，一名解蠡。生平泽。

【形态】 药用淡褐色有光泽，椭圆形之实，外被有淡褐色薄皮，内部白色。

【性味】 甘，微寒。

【归经】 入肺、肝、胃、脾、大肠经。

【经义】 《黄帝内经》言："湿热不攘，大筋软弱，小筋弛长，软短为拘，弛长为痿。"薏苡仁味甘性微寒，清热利湿，故主筋骨拘挛，不可屈伸。白以金色，甘为土味，金能制风，土能胜湿，故薏苡仁主风湿痹。本品性微寒，能清能降，肺清则气下行。三虫为湿热蕴化，根能清除湿热，三虫失其凭藉而自下。中焦之湿去，脾胃健运，则"久服轻身益气"。

【现代功效】 利水渗湿，健脾止泻，除痹，清热排脓。

【临床应用】

1. 水肿，小便不利　治水湿内停之水肿、小便不利，常与茯苓、猪苓、泽泻等配伍；治脾虚湿盛之水肿腹胀，小便不利，多与茯苓、白术、黄芪等药同用，以益气健脾利水；治脚气浮肿，可与防己、木瓜、槟榔等同用。

2. 脾虚泄泻　治脾虚湿盛之泄泻，常与补脾益气之人参、茯苓、白术等同用，如参苓白术散。

3. 湿痹　治湿痹而筋脉拘挛疼痛，与独活、防风、苍术同用，如薏苡仁汤；治风湿热痹，与防己、滑石、栀子等配伍，如宣痹汤；若治风湿日久，筋脉挛急，水肿，用薏苡仁煮粥服，如薏苡仁粥；治风湿在表，身痛发热者，可与麻黄、苦杏仁、炙甘草合用，如麻黄杏仁薏苡甘草汤。

4. 肺痈，肠痈　治肺痈胸痛，咳吐腥臭脓痰者，常与苇茎、冬瓜仁、桃仁等配伍，如苇茎汤；治肠痈腹痛，可与附子、败酱草同用，如薏苡附子败酱散。

【用量用法】　9～30g。

【禁忌】　肾虚小便不禁及孕妇勿用。

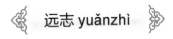

泽泻 zéxiè

【本经】　味甘寒。主风寒湿痹，乳难，消水，养五脏，益气力，肥健。久服耳目聪明，不饥，延年轻身，面生光，能行水上。一名水泻，一名芒芋，一名鹄泻。生池泽。

【形态】　药用根为黄色球圆锥形，有须根。

【性味】　甘，寒。

【归经】　入脾、肾、膀胱经。

【经义】　风寒湿三气杂至合而成痹，痹则血闭，肌肉麻木。泽泻味甘益脾而行脾湿，脾湿去则血行而肌肉活，故能主风寒湿痹。又能滋水精于中土而为汁，故主乳难。入膀胱，通水道，故能消水。脾为后天之本，湿祛脾健，五脏皆得所养，故益气力，肥健，故被古人认为有养生益年的功效。

【现代功效】　利水渗湿，泄热。

【临床应用】

1. 水肿，小便不利，痰饮，泄泻　治水湿内停之水肿、小便不利，常与茯苓、猪苓、桂枝配伍，如五苓散；治痰饮停聚，清阳不升之头目昏眩，配白术同用，如泽泻汤；治脾湿过盛，浮肿泄泻，与厚朴、苍术、猪苓配用，如胃苓汤。

2. 淋证，带下　治湿热所致淋证及妇人带下，常与木通、车前子、龙胆等同用，如龙胆泻肝汤。

此外，本品治肾阴不足，相火亢盛之遗精盗汗、耳鸣腰酸，常与滋补肾阴之熟地黄、山茱萸、山药配伍，如六味地黄丸。

【用量用法】　6～10g。

【禁忌】　肝肾大虚而无湿热者勿用。

远志 yuǎnzhì

【本经】　味苦温。主咳逆伤中，补不足，除邪气，利九窍，益智慧，耳目聪明，不忘，强志倍力。久服轻身不老。叶名小草。一名棘菀，一名要绕，一名细草。生川谷。

【形态】 药用根，灰黄或绛黄色，有横裂缝，直皱纹，脆而易折。

【性味】 苦，温。

【归经】 入心、肾经。

【经义】 远志苦能下气，温能益阳，故主咳逆伤中。能交通心肾，故能补心肾不足，除心肾邪气。气温能益阳，阳主升发，故利九窍。神志相通则智慧，智慧益则耳目聪明。肾气盛则不忘，肾气足则强志倍力，故古人认为"久服轻身不老"。

【现代功效】 安神益智，交通心肾，祛痰，消肿。

【临床应用】

1. 失眠多梦，心悸怔忡，健忘　治心肾不交之心神不宁、失眠、惊悸，与茯神、龙齿、朱砂等药物配伍，以镇静安神，如远志丸；治健忘，与人参、茯苓、石菖蒲等药物配伍，如开心散。

2. 癫痫惊狂　治痰阻心窍之癫痫抽搐、惊风发狂，可配伍半夏、天麻、全蝎，以化痰开窍，息风止痉；亦可与石菖蒲、郁金、白矾等药物配伍，用于惊风发狂发作期。

3. 咳嗽痰多　治外感风寒所致之咳嗽痰多黏稠、咳吐不爽，可与杏仁、贝母、瓜蒌等药物配伍，以增祛痰止咳药之效。

4. 痈疽疮毒，乳房肿痛，喉痹　治痈疽疮毒，乳房胀痛，可单用为末，黄酒送服或隔水蒸软，加少量黄酒捣烂敷于患处；治喉痹作痛，以本品为末，吹出，涎出为度。

【禁忌】 水亏火旺，纯虚无滞，或属实火者勿用。

龙胆 lóngdǎn

【本经】 味苦涩。主骨间寒热，惊痫，邪气，续绝伤，定五脏，杀蛊毒。久服益智不忘，轻身耐老。一名陵游。生山谷。

【形态】 宿根黄白色，类牛膝。

【性味】 苦，涩（寒）。

【归经】 入肝、胆、胃经。

【经义】 龙胆大苦大寒，为苦寒泻火峻剂，以清热见长。大寒能清骨热，惊痫邪气系热极生风之象，故能主治。肝主筋，火息肝平，筋得所养，故主续绝伤。五脏有热则不安，热除则五脏自定。病因虫而致，虫由湿热酝酿所生，本品燥湿胜热，虫无所依赖而病自除。绝伤续，五脏定，身体恢复健康，智慧与记忆力自当增强，精神活泼如少年，故被古人认为"久服益智不忘，轻身耐老"。

【现代功效】 清热燥湿，泻肝胆火。

【临床应用】

1. 湿热黄疸，阴肿阴痒，带下，湿疹瘙痒　治湿热黄疸，身黄尿赤，常与栀子、大黄、白茅根等药配伍，如龙胆散；若治湿热下注，阴肿阴痒，带下黄臭，或阴囊肿痛等，常与泽泻、木通、车前子等药同用，如龙胆泻肝汤；若治湿热浸淫肌肤所致之湿疹瘙痒，可与黄柏、苦参、蛇床子等药配伍，以增强清热解毒、燥湿止痒之功。

2. 肝火目赤，耳鸣耳聋，胁痛口苦　治肝胆火盛，上攻头目所致之头痛目赤、耳鸣耳聋、胁痛口苦，每与柴胡、黄芩、栀子等药配伍，如龙胆泻肝汤；若治肝胆实火，头晕目眩，神志不宁，便秘尿赤，多与芦荟、青黛、大黄等药配伍，如当归龙荟丸。

3. 惊风抽搐　　治肝经热盛，热极生风所致之高热惊风，手足抽搐，常与牛黄、青黛、黄连等药配伍，如凉惊丸。

【用量用法】　　3～6g。

【禁忌】　　凡脾胃虚寒作泻，无湿热实火者，勿用。

【参考】　　味苦如胆，故名龙胆。

❧ 细辛 xìxīn ❧

【本经】　　味辛温。主咳逆，头痛，脑动，百节拘挛，风湿痹痛，死肌。久服明目，利九窍，轻身长年。一名小辛，生山谷。

【形态】　　药用根部，为须根，晒干后为暗黄色而挛曲。

【性味】　　辛，温。

【归经】　　入心、小肠、肺、肝、肾经。

【经义】　　形寒饮冷则伤肺，肺伤则气不下降，而咳逆上气。细辛味辛能入肺，性温能散寒，所以主之。风为阳邪易伤于上，风气入脑，则头痛，脑动。细辛入肝辛散，故能主之。风湿伤筋骨，则百节拘挛，伤皮肉则痹痛，死肌，细辛辛温，散湿活血，风寒湿祛，血自和，则筋骨皮肉之邪亦随之而散。诸病去，肢体轻快，九窍恢复正常，而目自明。

【现代功效】　　散寒解表，祛风止痛，宣通鼻窍，温肺化饮。

【临床应用】

1. 风寒感冒，阳虚外感　　用于外感风寒，头身疼痛较甚者，与羌活、防风、白芷等药同用，如九味羌活汤；治阳虚外感，恶寒发热、无汗、脉反沉者，与麻黄、附子同用，如麻黄附子细辛汤。

2. 头痛牙痛，风湿痹痛　　治少阴头痛，足寒气逆，脉象沉细者，与独活、川芎等配伍，如独活细辛汤；治外感风邪，偏正头痛者，与川芎、白芷、羌活同用，如川芎茶调散；治风冷牙痛，可单用或与白芷、荜茇煎汤含漱；治风寒湿痹，腰膝冷痛，与独活、桑寄生、防风等药同用，如独活寄生汤。

3. 鼻渊，鼻衄　　治鼻渊等鼻科疾病，见鼻塞、流涕、头痛者，与白芷、苍耳子、辛夷等散寒通窍止痛药同用。

4. 痰饮喘咳　　治外感风寒，水饮内停之恶寒发热，无汗，喘咳，痰多清稀者，与麻黄、桂枝、干姜等药同用，如小青龙汤；用于寒痰停饮，咳嗽胸满，气逆喘急者，可与茯苓、干姜、五味子等药同用，如苓甘五味姜辛汤。

此外，本品辛温行散，芳香透达，吹鼻取嚏，有通关开窍醒神之功，用治中恶或痰厥所致猝然口噤气塞，昏不知人，牙关紧闭之闭证，与皂荚研末，吹鼻取嚏，如通关散。

【用量用法】　　1～3g。散剂每次服 0.5～1g。外用适量。

【禁忌】　　辛散太过，凡涉虚者忌之。阴虚火旺及无风寒实邪者禁用。

❧ 石斛 shíhú ❧

【本经】　　味甘平。主伤中，除痹，下气，补五脏虚劳，羸瘦，强阴。久服厚肠胃，轻身延年。一名林兰。生山谷。

【形态】　药用茎部，茎微嫩时色青绿，老则金黄色，梢似木贼，但内部充实而肌体厚。

【性味】　甘，平。

【归经】　入肺、肾、胃经。

【经义】　石斛得土气之全，味甘，功可补脾胃而平和不偏，故主伤中。中气恢复，正能胜邪，故可除痹，下气。五脏皆属阴，而脾为至阴，脾胃津液充足，津液四布，五脏得其所养，故虚劳自复。脾主肌肉，脾得石斛能灌溉四旁，则肌肉丰肥，羸瘦自转强壮。阴者宗筋之谓，精足则阴自强。脾气运行，肠胃不燥，故厚肠胃。脾胃为后天之本，气血生化之源，气血充足，故能轻身延年。

【现代功效】　益胃生津，滋阴清热。

【临床应用】

1. 胃阴虚证　治热病伤津之低热烦渴、舌干苔黑之证，常与天花粉、生地黄、麦冬等滋阴清热药配伍，如清热保津法；治阴虚津亏，虚热不退，常与地骨皮、黄柏、麦冬等配伍，如石斛汤；治胃热阴虚之胃脘疼痛、牙龈肿痛、口舌生疮可与生地黄、麦冬、黄芩等配伍。

2. 肾阴虚证　治肾阴亏虚，目暗不明者，常与枸杞子、熟地黄、菟丝子等配伍，如石斛夜光丸；治肾阴亏虚，筋骨痿软者，常与熟地黄、山茱萸、杜仲等补肝肾、强筋骨药配伍；治肾虚火旺，骨蒸劳热者，可与生地黄、枸杞子、黄柏等滋肾阴、退虚热药配伍。

【用量用法】　6～12g；鲜品 15～30g。

【禁忌】　外感风热，内邪实热者禁用。

巴戟天 bājǐtiān

【本经】　味辛微温。主大风邪气，阴痿不起。强筋骨，安五脏，补中，增志，益气。生山谷。

【形态】　药用根部，形如连珠，暗青色，嫩根白紫，以连珠多肉厚者为佳。

【性味】　辛，微温。

【归经】　入肾、肝经。

【经义】　巴戟天味辛能润肾，性温能行肾血，功能补元阳。元阳充于肌肤腠理，则大风邪气不能侵犯。肾气滋长，自能起阳虚之阴痿。肝主筋，肾主骨，辛温益肝肾，故强筋骨。肾藏志，巴戟天能补肾之不足，肾为先天之本，故能安五脏，增志。后天之本得先天滋养，则中得补而气得益。

【现代功效】　补肾阳，强筋骨，祛风湿。

【临床应用】

1. 肾阳虚弱，精血不足证　治肾阳亏虚、精血不足之阳痿、不孕，与淫羊藿、仙茅、枸杞子等配伍，以补肾阳、益精血，如赞育丹；治月经不调，少腹冷痛，常与肉桂、吴茱萸、高良姜等配伍，以补肾暖宫，温经散寒，如巴戟丸。

2. 肝肾不足，或风湿久痹　治筋骨痿软，腰膝冷痛，或风湿久痹，步履艰难，常与杜仲、肉苁蓉、菟丝子等配伍，以补肝肾，强筋骨，填精血，祛风湿，如金刚丸。

【用量用法】　煎服，3～10g。

【禁忌】　本品温肾助阳，阳虚气衰者为宜，阴虚内热者不可用。

白英 báiyīng

【本经】 味甘寒，主寒热，八疸，消渴，补中益气。久服，轻身延年。一名谷菜，生山谷。

【形态】 茎缠其他木而生，叶平滑无毛。

【性味】 甘，寒。

【归经】 入脾、胃、肾经。

【经义】 八疸、消渴，皆属阴虚郁热所致，本品味甘入脾以补中，性寒入阴以除寒热，故能主之。阴足、脾强、气盛，故有健身之功。

【参考】 本品有名未用。

白蒿 báihāo

【本经】 味甘平。主五脏邪气，风寒湿痹，补中益气，长毛发，令黑，疗心悬，少食，常饥。久服，轻身，耳目聪明，不老。生川泽。

【形态】 略似青蒿而粗，叶面青背白。

【性味】 甘，平。

【归经】 入肝、肺、心、肾、脾经。

【经义】 肝主筋，肺主皮毛。白蒿叶，面青背白，青入肝，白入肺。茎下部带紫黑，能入心、肾，心主血，肾主骨。其味甘还能入脾，脾主四肢肌肉且统血。其气芳香，能健脾祛风，故能主治上述诸症。味甘主补，正气充盛，故古人认为"久服，轻身，耳目聪明，不老"。

【参考】 本品有名未用。

赤箭 chìjiàn

【本经】 味辛温。主杀鬼精物，蛊毒恶气。久服益气力，长阴，肥健，轻身，增年。一名离母，一名鬼督邮。生川谷。

【形态】 根类黄瓜，色黄白，椭圆形，大如鸡卵。

【性味】 辛，温。

【归经】 入肝、肺、肾、脾经。

【经义】 肝虚则生风，内风生，则外风亦凑之。风至则生热，热至则生痰，故疾患有生成之地。赤箭辛助肺而润肾，色黄入脾培中，中土得培，土能胜湿，金水相生，木得其养，故能扶正以祛邪。又能于肝经通脉强筋，故气力增，阴长，身体随之强壮肥健，故可轻身增年。

【现代功效】 息风止痉，平抑肝阳，祛风通络。

【临床应用】

1. 惊痫抽搐 治各种病因之肝风内动，惊痫抽搐，如治小儿急惊风，可与羚羊角、钩藤、全蝎等息风止痉药配伍，即钩藤饮子；治小儿脾虚慢惊，则与人参、白术、白僵蚕等补脾息风药配伍，如醒脾丸；治破伤风痉挛抽搐、角弓反张，常与天南星、白附子、防风等祛风止痉药配伍，如玉真散。

2. 眩晕头痛　治肝阳上亢之眩晕、头痛，常与钩藤、石决明、牛膝等平肝阳药同用，如天麻钩藤汤；治风痰上扰之眩晕、头痛，常与半夏、白术、茯苓等健脾燥湿化痰药同用，如半夏白术天麻汤。

3. 中风手足不遂，风湿痹痛　治风中经络手足不遂、肢体麻木、痉挛抽搐等，常与川芎、全蝎等同用，即天麻丸；治风湿痹痛关节屈伸不利者，多与秦艽、羌活、桑枝等祛风湿药同用，如秦艽天麻汤。

【用量用法】　3～10g。

【禁忌】　血液衰少，并不因于风者勿用。

【参考】　《本经》名概根与苗，后人分苗曰赤箭，根曰天麻，今时入药用其根。

奄闾子 ānlǘzǐ

【本经】　味苦微寒。主五脏瘀血，腹中水气，胪胀留热，风寒湿痹，身体诸痛。久服轻身延年不老。生川谷。

【形态】　茎白如艾而粗。

【性味】　苦，微寒。

【归经】　入心、脾、肝、肺经。

【经义】　奄闾子味苦气香，性寒而降，苦能入心生血，行血，芳香之气能化浊宣窍，寒能清热，子性降，能导水下行，故能主上述诸症。

【禁忌】　无瘀滞湿阻者，忌用。

【参考】　本品有名未用。

菥蓂子 xīmíngzǐ

【本经】　味辛微温。主明目，目痛泪出，除痹，补五脏，益精光。久服轻身不老。一名蔑菥，一名大蕺，一名马辛。生川泽及道旁。

【形态】　结实为裂果。

【性味】　辛，微温。

【归经】　入肺、脾、肝、肾经。

【经义】　菥蓂子味辛而性温，其味辛，能宣肺金，滋肾水，养肝木，性温能补脾土，调和五脏，故能主上述各症。

【参考】　本品有名未用。

蓍实 shīshí

【本经】　味苦平。主益气，充肌肤，明目，聪慧先知。久服，不饥不老，轻身。生川谷。

【形态】　其茎丛生如蒿。

【性味】　苦（酸），平。

【归经】　入心、肝、肾经。

【经义】　味苦入心，能养血滋阴，心肾相交，水火既济，神畅志喜，故目明，聪慧先知。又味酸能入肝生血，气血充足，则肌肤健壮，身体轻捷。

【参考】　本品有名未用。

赤芝 chìzhī

【本经】　味苦平。主胸中结，益心气，补中，增慧智，不忘。久食，轻身不老延年，神仙。一名丹芝。生山谷。

【形态】　颜色赤。

【性味】　苦，平。

【归经】　入心经。

【经义】　本品味苦色赤，苦能入心生血，赤能助心充脉，血足脉充，循环畅适，则人心旷神怡，喜乐倍增。喜能胜忧，而胸中郁结之气可豁然消失，其气力智慧等均可随之增长而延年。

【现代功效】　补气安神，止咳平喘。

【临床应用】

1. 心神不宁，失眠心悸　治气血两虚、心神失养之心神不宁、失眠多梦、惊悸健忘者，可为末吞服或与当归、龙眼肉、白芍等配伍，以补气养血、安神宁志。

2. 咳喘痰多　治痰多气喘、肺寒咳嗽者，可与人参、五味子、干姜配伍，以助阳益气温肺化饮，尤宜用于寒湿或虚寒痰饮。

3. 虚劳证　治虚劳气短，食欲不振，口干烦躁者，可与山茱萸、人参、熟地黄配伍，以益气补血。

【用量用法】　6～12g，研末吞服 1.5～3g。

【参考】　现代作灵芝使用。

黑芝 hēizhī

【本经】　味咸平。主癃，利水道，益肾气，通九窍，聪察。久食轻身不老延年，神仙。一名玄芝。生山谷。

【形态】　色黑如漆有光泽。

【性味】　咸，平。

【归经】　入肾经。

【经义】　色黑味咸性平，味厚于气，乃阴中之阳也。色黑能入肾益精，味咸能润下利便，故能主上述诸症。

【参考】　本品有名未用。

青芝 qīngzhī

【本经】　味酸平。主明目，补肝气，安精魂，仁恕。久食，轻身不老延年，神仙。一名龙芝。生山谷。

【形态】　色青如翠羽。

【性味】　酸，平。

【归经】　入肝、肺、脾、胃经。

【经义】　色青味酸，性平而泄，青酸不但入肝，还兼有益津开味敛肺之功，又能和脾泄热，各脏各得其平，故能主上述诸症。

【参考】　本品有名未用。

白芝 báizhī

【本经】　味辛平。主咳逆上气，益肺气，通利口鼻，强志意，勇悍，安魄。久食轻身不老延年，神仙。一名玉芝。生山谷。

【形态】　色白。

【性味】　辛，平。

【归经】　入肺、肾经。

【经义】　本品色白味辛而性平散，乃气之薄者，属阳中之阴，功能入肺降逆，疏上部风邪，又能下达肾经以润燥，故能主上述诸症。

【参考】　本品有名未用。

黄芝 huángzhī

【本经】　味甘平。主心腹五邪，益脾气，安神，忠和，和乐。久食轻身不老，延年，神仙。一名金芝。生山谷。

【形态】　色如紫金而光润。

【性味】　甘，平。

【归经】　入脾、胃经。

【经义】　本品色黄味甘性平缓，乃脾胃之正药。且甘平能和中补诸虚，通行十二经，故能主上述诸症。

【参考】　本品有名未用。

紫芝 zǐzhī

【本经】　味甘温。主耳聋，利关节，保神益精，坚筋骨，好颜色。久服轻身不老延年，神仙。一名木芝。生山谷。

【形态】　色紫赤或暗紫，表面有漆状光泽。

【性味】　甘，温。

【归经】　入心、脾、肾经。

【经义】　紫芝色紫味甘性温，色味俱厚，乃纯阳之品，能入心脾，益心气，补诸虚之不足，故能主上述诸症。

【参考】　现代作灵芝使用。

卷柏 juànbǎi

【本经】 味辛温。主五脏邪气，女子阴中寒热痛，癥瘕，血闭，绝子。久服轻身，和颜色。一名万岁。生山谷。

【形态】 叶小如鳞，四时青翠，遇日则干，枝向内卷，受湿则向外开展，故名卷柏。

【性味】 辛，温。

【归经】 入肺、肝、脾、肾经。

【经义】 本品辛温能入血分，散邪通结，故主五脏邪气。女子血瘀不行，则阴中寒热而成癥瘕，血闭，卷柏辛温能破血行瘀，故能治之。血活气调，故能有子。本品行而兼补，故久服轻身，和颜色。

【禁忌】 凡非因瘀滞而有实火者忌之，孕妇禁用。

蓝实 lánshí

【本经】 味苦寒。主解诸毒，杀蛊蚑，疰鬼，螫毒。久服，头不白，轻身。生平泽。

【形态】 赤褐色，有光泽，为蓼蓝之实。

【性味】 苦，寒。

【归经】 入心、胃经。

【经义】 蓝实苦寒，能清心凉血，疏肝经风热，血清则毒解，疏风热则虫无以化生，故解诸毒之疾。血热去，血得所养，气亦受益，故头不白，轻身。涂汁能解蜂蝎螫刺及虫咬之毒。

【禁忌】 无实热火毒者禁用。

蘼芜 míwú

【本经】 味辛温。主咳逆，定惊气，辟邪恶，除蛊毒鬼疰，去三虫。久服通神。一名薇芜。生川泽。

【形态】 叶似蛇床，香如白芷。

【性味】 辛，温。

【归经】 入肺、肝经。

【经义】 本品辛温而气芳香，辛温之性能散肺中之结气，助肺金以平肝木，故能治咳逆，定惊气。芳香之气能辟一切秽浊之气，且辛温能助气血通行，故能祛邪气、三虫。所云久服通神者，是说此品芳香辛温，服之能使人神智清明之意。

【参考】 本品为川芎之苗，方药稀用。

黄连 huánglián

【本经】 味苦寒。主热气目痛，眦伤泣出，明目，肠澼，腹痛，下利，妇人阴中肿痛。久服，令人不忘。一名王连，生川谷。

【形态】　出四川雅州者瘦小，状如鹰爪，连珠者良，云南次之。

【性味】　苦，寒。

【归经】　入心、胃、肝、胆、脾、大肠经。

【经义】　黄连至苦至寒，专入心、胃经，清有余之实火而化湿邪，故主热气。火热上炎于目，则目痛眦伤泣出，得黄连苦寒以治之，则热平而目明。湿热在中，则为肠澼、腹痛、下利；湿热在下，则妇人阴中肿痛，黄连苦能燥湿，寒能除热，故均主之。湿热之邪蒙蔽清窍，则见善忘，本品能清湿热，邪祛正复，故被古人认为能"令人不忘"。

【现代功效】　清热燥湿，泻火解毒。

【临床应用】

1. 湿热痞满，泻痢，黄疸　治湿热互结，阻滞中焦，气机不畅所致之脘腹痞满、恶心呕吐，常与黄芩、干姜、半夏配伍，如半夏泻心汤。治湿热泻痢，轻者单用有效，若里急后重腹痛，每与木香配伍，如香连丸；若治湿热泻痢兼表证发热者，宜与葛根、黄芩等药同用，如葛根黄芩黄连汤；若治热毒痢疾，下利脓血，可与白头翁、黄柏、秦皮配伍，如白头翁汤。若治湿热黄疸，可与茵陈、栀子等利湿退黄药同用。

2. 热病高热　治外感热病，高热神昏，多与石膏、知母、玄参等药配伍，如清瘟败毒饮；治三焦火热毒盛，发热烦躁，可与黄芩、黄柏、栀子配伍，以增强泻火解毒之效，如黄连解毒汤。

3. 心烦不寐，胃热呕吐　治心火亢盛所致烦躁不眠，心悸不宁，常与朱砂、生地黄等药配伍，如朱砂安神丸；治热盛伤阴，心烦不寐，可与白芍、阿胶等补养阴血药同用，如黄连阿胶汤；治心火亢旺，心肾不交之怔忡不寐，每与肉桂同用，如交泰丸。治胃热呕吐，常与竹茹、芦根、半夏等药配伍，以清胃降逆止呕；若治肝火犯胃所致胁肋胀痛、呕吐吞酸，每与吴茱萸同用，如左金丸。

4. 痈肿疔疮，目赤，牙痛　治热毒亢盛所致痈肿疔疮，多与黄芩、黄柏、栀子同用，如黄连解毒汤；治目赤肿痛，可以本品用人乳浸汁滴眼；若治胃火上攻，牙龈肿痛，可与生地黄、升麻、牡丹皮等药配伍，如清胃散。

5. 血热出血　治心胃火盛，迫血妄行之吐血、衄血等，常与大黄、黄芩配伍，如泻心汤。

6. 消渴　治胃火炽盛，消谷善饥，烦渴多饮，可与麦冬同用，如消渴丸。

7. 湿疹、湿疮、耳道流脓　治湿热浸淫之皮肤湿疹、湿疮，可用本品制为软膏外敷；治耳道疖肿，耳道流脓，可浸汁涂患处。

【用量用法】　2～5g。外用适量。

【禁忌】　血少气虚，非有湿热实火者禁用。

络石 luòshí

【本经】　味苦温，主风热死肌，痈伤，口干舌焦，痈肿不消，喉舌肿，水浆不下。久服，轻身明目，润泽好颜色，不老延年。一名石鲮，生川谷。

【形态】　蔓生，其叶厚小如指头，茎紫黄色，以茎叶供药用。

【性味】　苦，温。

【归经】　入心、肝、肾、胆、胃经。

【经义】　络石生岩谷阴湿之处，凌冬不凋，得阴气最厚，上能生津液，故主口干舌焦。

其味苦泄，其为蔓生，节节生根，善于走经脉，通络疏风，故主风热死肌，痈疽不消，喉舌肿。肝胃气逆，水浆即不能下，络石能条达肝气，入胃降逆，故能主之。肝开窍于目，肝气清，则目自明。上述疴痛皆除，则体健寿增，颜色美好。

【现代功效】 祛风通络，凉血消肿。

【临床应用】

1. 风湿热痹 治风湿热痹，筋脉拘挛，腰膝酸痛者，配忍冬藤、秦艽、地龙等；亦可单用酒浸服。

2. 喉痹，痈肿 治热毒壅盛之咽喉肿痛，以之单用水煎，慢慢含咽。治痈肿疮毒，配皂角刺、瓜蒌、乳香、没药等，如止痛灵宝散。

3. 跌扑损伤 治跌扑损伤，瘀滞肿痛，配伸筋草、透骨草、红花、桃仁等。

【用量用法】 6～12g。

【禁忌】 阳虚胃寒，脾虚易泄者，禁用。

【参考】 现名络石藤，《本经》言其苦温，但主治证纯是热证。《名医别录》言其"性微寒"，《本草纲目》言其"味甘微酸不苦"。现代《中药学》记载为"苦，微寒"。

蒺藜子 jílízǐ

【本经】 味苦温。主恶血，破癥结积聚，喉痹，乳难。久服，长肌肉，明目轻身。一名旁通，一名屈人，一名止行，一名犲羽，一名升推。生平泽。

【形态】 质轻色白，如小豆大，有锋利角刺。

【性味】 苦，温。

【归经】 入心、肝、肾经。

【经义】 心主血，肝藏血，蒺藜子温而能行，故主恶血，破癥结积聚。火结于喉，则成喉痹；气结于肝则为乳难；肝开窍于目，肝气郁结则见目疾。蒺藜子宣散条达，故并主之。病证除，则目明身轻，身体康健。

【现代功效】 平降肝阳，疏肝解郁，祛风明目，祛风止痒。

【临床应用】

1. 肝阳上亢，头目胀痛 治肝阳上亢，头目胀痛，常与珍珠母、钩藤、菊花等同用，以增强其平肝之功，如加味逍遥散。

2. 胸胁胀痛，乳闭胀痛 用治肝郁气滞，胸胁胀痛，可与柴胡、香附、青皮等疏理肝气药物配伍；治产后肝郁乳汁不通、乳房胀痛，可单用研末服，或与穿山甲、王不留行等药同用。

3. 目赤翳障 治风热目赤肿痛、多泪多眵或翳膜遮睛等症，多与菊花、决明子、蔓荆子等药配伍，如白蒺藜散。

4. 风疹瘙痒、白癜风 治疗风疹瘙痒，常与防风、荆芥、地肤子等祛风止痒药配伍；血虚风盛之瘙痒难忍，配伍当归、生何首乌、防风同用，以养血祛风止痒；治白癜风，可单用本品研末冲服。

【用量用法】 6～10g。

【禁忌】 阴虚少气者勿用。

【参考】 今临床蒺藜子有两种，一为《本经》所指之蒺藜子，一为沙苑蒺藜子，形质不同，用亦各异，不能混而为一。

附：沙苑蒺藜子

沙苑蒺藜子，一名潼关蒺藜，一名关沙苑，一名潼沙苑，潼关为地名。本品产陕西潼关者佳。子形偏小似腰子，光泽带绿紫黄色，甘温而香，入肝、肾二经，强肾益精，治腰痛、遗泄，亦能明目。肝肾内虚，视物模糊者，最为常用。

黄耆 huángqí

【本经】 味甘微温。主痈疽久败疮，排脓止痛，大风，癞疾，五痔，鼠瘘，补虚，小儿百病。一名戴糁。生山谷。

【形态】 药用其根，粗大如指，内部黄白色，折之柔韧如绵，故又称绵耆，稍带香气。

【性味】 甘，微温。

【归经】 入肝、脾、大肠经。

【经义】 黄芪具上升外达之性，味甘性微温，能温腠理，充肌肉。痈疽与久败疮，化血为脓，元气自多虚损，本品气味俱升，助三焦之气以温肌肉，故主痈疽，久败疮，排脓止痛。大风、癞疾，肤溃色变，筋肉败坏，乃风毒之最甚，黄芪长肌之力最厚，故用以治大风、癞疾。湿热下淫，日久气陷，结而成痔，本品力能升阳举陷，故主五痔。鼠瘘，形如串珠，即瘰疬，为胆结三焦火郁而成，日久则穿溃如鼠穴，肌肉消削，黄芪内资经脉，外资肌肉，故亦主之。黄芪，得土气中和之正，其甘温之性，内益中气，故主补虚。小儿肌肉未盈，经脉未盛，气血皆微，本品能补生生之气，以充实形体，故主小儿百病。

【现代功效】 补气升阳，固表止汗，利水消肿，生津养血，行滞通痹，托毒排脓，敛疮生肌。

【临床应用】

1. 脾胃气虚及中气下陷诸证　治脾气虚弱，倦怠乏力，食少便溏者，可单用熬膏服，或分别与人参、白术配伍，即参芪膏、芪术膏；治脾虚中气下陷所致久泻脱肛、内脏下垂者，与人参、升麻、柴胡等配伍，如补中益气汤；治脾虚不能统血之失血证，常与补气摄血、止血之品配伍，如归脾汤；治中焦虚寒、腹痛拘急，与桂枝、白芍、甘草等配伍，以补气温中，即黄芪建中汤。

2. 肺气虚及表虚自汗，气虚外感诸证　治肺气虚弱、咳喘气短，与紫菀、五味子等配伍；治表虚不固的自汗，与牡蛎、麻黄根等药配伍，如黄芪散；治表虚自汗而易感风邪者，常与白术、防风配伍，如玉屏风散；若治阴虚引起的盗汗，可与生地黄、黄柏等滋阴降火药配伍，如当归六黄汤。

3. 气虚浮肿，小便不利　治脾虚水湿失运之浮肿、尿少者，与白术、茯苓、防己等药配伍，如防己黄芪汤。

4. 血虚证，气血两虚证　治血虚及气血两虚所致的面色萎黄、神倦脉虚等，与当归配伍，即当归补血汤；与当归、川芎、熟地黄等配伍，如黄芪地黄丸。

5. 消渴证　治内热消渴，可单用熬膏服，或与生地黄、麦冬、天花粉等养阴生津药同用。

6. 关节痹痛，肢体麻木或半身不遂　治气虚血滞不行的关节痹痛，肢体麻木或半身不遂，与当归、红花、地龙等活血通络药配伍，如补阳还五汤。

7. 痈疽难溃或久溃不敛　治疮疡中期，正虚毒盛不能托毒外达，疮形平塌，根盘散漫，难溃难腐者，与人参、当归、白芷等配伍，如托里透脓散；溃疡后期，疮口难敛者，与人参、当归、肉桂等配伍，如十全大补汤。

【用量用法】　9～30g。

【禁忌】　凡非气虚，或表里有实邪，或阳盛阴虚者禁用。

【参考】　耆乃耆长之意，其色黄，古人谓其为补药之长，故名黄耆。

肉苁蓉 ròucōngróng

【本经】　味甘微温。主五劳七伤，补中，除茎中寒热痛，养五脏，强阴，益精气，多子，妇人癥瘕。久服轻身。生山谷。

【形态】　黄褐色肉质，如短柱状，长尺余。

【性味】　甘（酸），微温。

【归经】　入肝、脾、肾经。

【经义】　肉苁蓉味本甘，经盐渍过，味兼咸，性温，色黑而润，降多于升，性滑。五劳七伤，皆五脏之元气受伤，肉苁蓉甘温味重，助相火，补精与阳，所以主之。味甘能补中。阴虚火动或为寒热结痛，可致阴茎中寒热作痛，肉苁蓉性滑，滑可去着，所以主之。其能养五脏者，因甘温能润阴。阴茎为宗筋，属肝，肝得肉苁蓉之温甘而益血，肝得血能使阴强精足，故能强阴、益精气、多子。由血成形多见妇女之癥瘕，肉苁蓉温滑而咸，咸能软坚，滑能去着，温能散结，所以主之。久服能使肝、脾、肾三经精气充足，故身体活泼轻捷，故古人认为其能"久服轻身"。

【现代功效】　补肾阳，益精血，润肠通便。

【临床应用】

1. 肾阳不足，精血亏虚证　治肾阳不足，精血亏虚之阳痿，与熟地黄、菟丝子、五味子等配伍，以补肾阳，益精血，如肉苁蓉丸；治宫冷不孕，可与鹿角胶、当归、紫河车等配伍，以补肝肾，益精血，暖胞宫；治腰膝酸软，筋骨无力，常与杜仲、巴戟天等配伍，以温补肝肾，壮腰膝，强筋骨，如金刚丸。

2. 肠燥便秘　治老人、虚人之肠燥便秘而属于肾阳不足，精血亏虚者，可单用，或与当归、枳壳等配伍，以养血润肠，行气通便，如济川煎。

【用量用法】　6～10g。

【禁忌】　大便泄泻者禁用，忌铁器。

防风 fángfēng

【本经】　味甘温。主大风，头眩痛，恶风风邪，目盲无所见，风行周身，骨节疼痛，烦满。久服轻身。一名铜芸。生川泽。

【形态】　长尺余的根，其状如党参而较小。

【性味】　甘，温。

【归经】　入肺、脾、肝、肾经。

【经义】　本品性发散，善祛风，解表，故主大风，头眩痛，恶风风邪。风邪拂郁于上，甚则目盲无所见，或风行周身，骨节疼痹，或风留胸膈，为烦为满，防风力能升散上部风邪，解表，胜湿，故并主之。

【现代功效】　祛风解表，胜湿止痛，止痉。

【临床应用】

1. 外感表证　外感风寒、风湿、风热表证均可配伍使用。治风寒表证，头痛身痛者，与荆芥、羌活、独活等配伍，如荆防败毒散；治风热表证，发热恶风、咽痛口渴者，与薄荷、蝉蜕、连翘等辛凉解表药同用；治外感风湿，头痛如裹，身重肢痛者，与羌活、川芎、藁本等药配用，如羌活胜湿汤；治风热壅盛，表里俱实，发热恶寒，二便不通者，与荆芥、连翘、大黄等解表攻下药同用，如防风通圣散；治卫气不足，肌表不固，感冒风邪者，与黄芪、白术益卫固表药同用，以扶正祛邪，如玉屏风散。

2. 风疹瘙痒　偏于风寒者，与荆芥、苦参、当归等祛风燥湿和血药配伍，如消风散；偏于风热者，配薄荷、蝉蜕、僵蚕等药同用；治疗湿热者，与土茯苓、白鲜皮等配伍；治血虚风燥者，与当归、熟地黄等补血药同用。

3. 风湿痹痛　治风寒湿痹，肢节疼痛，筋脉挛急者，配防风、羌活、姜黄等祛风湿、止痹痛药同用，即蠲痹汤；治风湿上犯而致的偏正头痛，与白芷、川芎等祛风止痛药配伍。

4. 破伤风　治破伤风角弓反张，四肢抽搐，项背强急，与天麻、天南星、白附子等祛风止痉药同用，如玉真散。

此外，本品入肝、脾经，有疏肝理脾功效，用于肝气乘脾，肝胃不和，腹痛泄泻者，与白术、白芍、陈皮同用，即痛泻要方；以其升清之性，用于脾虚湿盛，清阳不升所致的泄泻，与人参、黄芪、白术等补气健脾药配伍，即升阳益胃汤。

【用量用法】　5～10g。

【禁忌】　凡阴虚火炎，而无风邪者禁用。

蒲黄 púhuáng

【本经】　味甘平，主心腹膀胱寒热，利小便，止血，消瘀血。久服轻身，益气力，延年神仙。生池泽。

【形态】　药用花蕊，形似蜡烛，将花部蕊粉取出，为药用蒲黄，色黄。

【性味】　甘，平。

【归经】　入肝、心包、脾经。

【经义】　瘀滞不行，则病心腹膀胱寒热与小便不利。蒲黄性能通利，入肝经，宣瘀通滞，凉血和血，故能主之。炒用性涩收敛，功能止血，生用性滑凉血，故能消瘀。瘀祛血止，身体恢复，故轻身，益气力，延年。

【现代功效】　止血，化瘀，通淋。

【临床应用】

1. 出血证　治吐血、衄血、咯血、尿血、便血、崩漏等，可单用冲服，或与白及、地榆、大蓟等止血药同用；治月经过多，漏下不止，可配合龙骨、艾叶同用，如蒲黄丸；治尿血不已，可与郁金、生地黄同用；治外伤出血，可单用外掺伤口。

2. 瘀血痛证　治瘀血阻滞，心腹刺痛，月经不调，少腹急痛，常与五灵脂相须为用，如失笑散；治跌打损伤，瘀肿疼痛，可单用蒲黄末，温酒服。

3. 血淋尿血　治热结膀胱，血淋尿血，常配生地黄、冬葵子同用，如蒲黄散。

【用量用法】　5～10g，包煎。外用适量，敷患处。

【禁忌】　阴虚内热而无瘀血者勿用。

香蒲 xiāngpú

【本经】　味甘平，主五脏心下邪气，口中烂臭，坚齿，明目，聪耳。久服轻身耐老。一名睢。生池泽。

【形态】　茎圆叶厚。

【性味】　甘，平。

【归经】　入脾、胃、膀胱、小肠经。

【经义】　湿热盘踞内脏，则五脏皆为所困，尤其心下阻滞，胀满更为痛苦。脾开窍于口，脾湿壅塞，则热出于口而为烂臭。香蒲甘平而偏微寒，能入脾经导湿清热，湿热去，则五脏及心下邪气与口中烂臭当自除。且其性微寒又能补肾养阴，肾阴足，则肝木得其所养，故能坚齿，明目，聪耳，身体轻捷如少年。

【参考】　本品较少使用。

续断 xùduàn

【本经】　味苦微温。主伤寒，补不足，金疮痈伤折跌，续筋骨，妇人乳难。久服益气力。一名龙豆，一名属折。生山谷。

【形态】　药用根部，长细如鸡脚，皮有皱襞。

【性味】　苦（甘），微温。

【归经】　入肝、脾、肾经。

【经义】　续断有肉如筋，色带紫黑，为肝肾之色，补而能宣，故主伤寒而补不足。又性微温，能散能行，和血通络，故主金疮痈伤折跌，续筋骨，疗妇人乳难。味兼甘，入中州以补虚，故益气力。

【现代功效】　补肝肾，强筋骨，续折伤，止崩漏。

【临床应用】

1. 腰膝酸软，风湿痹痛　治肝肾不足之腰膝酸软，常与杜仲、牛膝、补骨脂等配伍，以补肝肾，强筋骨，如《扶寿精方》续断丸；治风寒湿痹而兼肝肾亏虚的筋挛骨痛，常与萆薢、防风、牛膝等配伍，以祛风湿，强筋骨。

2. 跌扑损伤，筋伤骨折　治跌扑损伤，筋伤骨折，常与骨碎补、自然铜、土鳖虫等配伍；治外伤瘀肿疼痛，常与乳香、没药、桃仁等配伍。

3. 崩漏，胎漏　治肝肾亏虚，冲任不固之胎漏下血，常与桑寄生、菟丝子、阿胶配伍，如寿胎丸；治肝肾亏虚之崩漏经多，常与黄芪、地榆、艾叶等配伍。

【用量用法】　9～15g。

【禁忌】　凡有高热者，有内热者，因气薄而见精脱胎动，溺血失血者，禁用。

漏芦 lòulú

【本经】 味苦寒。主皮肤热，恶疮，疽痔，湿痹，下乳汁。久服轻身益气，耳目聪明，不老延年。一名野兰。生山谷。

【形态】 入药用其根，根色灰褐，中有黄花纹。

【性味】 苦，寒。

【归经】 入胃、肝、脾经。

【经义】 漏芦苦能下泄，寒能胜热，故主皮肤热，恶疮，疽痔。其性通利而能渗湿，故主湿痹，下乳汁。凡火壅清窍，服此能清耳目。用药后热邪去而毒解，脏腑安和，故体健年增。

【现代功效】 清热解毒，消痈，下乳，舒筋通脉。

【临床应用】

1. 热毒疮痈、乳痈　治疮痈初起，红肿疼痛，常与连翘、大黄等清热泻火解毒药配伍；治乳痈，可与瓜蒌、蒲公英等解毒消痈之品配伍。

2. 乳房胀痛，乳汁不下　治热壅乳房作胀，乳汁不下，常与穿山甲、王不留行等通经下乳药配伍。

3. 湿痹拘挛　治风湿热痹，筋脉拘挛，可与秦艽、木瓜等祛风湿、通经络之品配伍。

【用量用法】 5～9g。

【禁忌】 孕妇及气虚者禁用。

天名精 tiānmíngjīng

【本经】 味甘寒。主瘀血，血瘕欲死，下血，止血，利小便，久服轻身耐老。一名麦句姜，一名虾蟆蓝，一名豕首。生川泽。

【形态】 果实似茼蒿子，最粘人衣，炒熟气香。

【性味】 甘，寒。

【归经】 入肝、脾、肾、膀胱经。

【经义】 本品《本经》载性味"甘寒"，《名医别录》记载"味辛，无毒"，《本草纲目》记载"微辛甘，有小毒"。辛能散结，寒能除热，故主瘀血，血瘕欲死。云能下血又能止血者，乃是瘀血去，则新血生之意。内热除，小便自利。轻身耐老，是形容病去则身体轻健如少年之意。

【现代功效】 杀虫消积。

【临床应用】

1. 虫积腹痛　治蛔虫、蛲虫、绦虫等多种寄生虫所致的虫积腹痛，可单用本品研末作丸服，宜可配伍苦楝皮、槟榔等同用，如化虫丸。

2. 小儿疳积　治湿热蕴结之蛔疳，与使君子、槟榔、木香等配伍，以杀虫、消积、行气，如下虫丸。

【用量用法】 3～9g。

【参考】 现名鹤虱。

决明子 juémíngzǐ

【本经】 味咸平。主青盲，目淫，肤赤，白膜，眼赤痛，泪出。久服益精光，轻身。生川泽。

【形态】 色黄褐，质坚实，如小豆大，形似马蹄，故又名马蹄决明。

【性味】 咸，平。

【归经】 入肝、胆、肾经。

【经义】 目为肝窍，肝经受热郁，致肝肾之阴不能上注于目，以致青盲。肝经风热炽盛，上乘于目，则目淫、肤赤、白膜、眼赤痛、泪出，本品清肝泻热，故能主之。肝肾同源，肝肾清宁，则目之精光能益，故古人认为久服轻身。

【现代功效】 清热明目，润肠通便。

【临床应用】

1. 目赤肿痛，羞明多泪，目暗不明 治肝热目赤肿痛、羞明多泪，常与黄芩、石决明、木贼等药配伍，如决明子散；若治风热上攻之头痛目赤，常与菊花、青葙子、茺蔚子等药配伍，如决明子丸；若治肝肾阴亏所致之视物昏花、目暗涩痛，或青盲内障，宜与山茱萸、枸杞子、沙苑子等补养肝肾明目之品同用。

2. 头痛，眩晕 治肝火上扰或肝阳上亢之头痛、眩晕，常与菊花、钩藤、夏枯草等药配伍，以增强清肝火，平肝阳之效。

3. 肠燥便秘 治内热肠燥，大便秘结，常与火麻仁、瓜蒌仁等润肠通便药同用。

【用量用法】 9～15g。

【禁忌】 凡目病由于阴虚而无实热者勿用。

丹参 dānshēn

【本经】 味苦微寒，主心腹邪气，肠鸣幽幽如走水，寒热积聚，破癥除瘕，止烦满，益气。一名郗蝉草。生山谷。

【形态】 入药用根，长一寸至三寸许，外皮黄赤色，内部紫褐色。

【性味】 苦，微寒。

【归经】 入心、肝、肾经。

【经义】 心腹为心与小肠之部，邪气为湿热之邪。本品气寒则清热，味苦则燥湿，故主心腹邪气。湿热阻于肠间，水不下行，腹鸣幽幽如走水，湿热除而水自利。寒热积聚、癥瘕烦满，皆由气血之凝滞所致，丹参色赤味苦，善去瘀生新，宣通经络，故并主之。邪祛则正气复，故曰益气。

【现代功效】 活血祛瘀，通经止痛，清心除烦，凉血消痈。

【临床应用】

1. 瘀血证 治血瘀气滞所致心腹、胃脘疼痛，与檀香、砂仁配伍，以活血行气止痛，即丹参饮；治月经不调、痛经、经闭及产后瘀阻腹痛，可单味为末，陈酒送服，即丹参散，亦常与红花、桃仁、益母草等配伍；治癥瘕积聚，与三棱、莪术等配伍。

2. 烦躁不安 治温热病热入营血，烦躁不安，与生地黄、玄参等清热凉血药配伍，如清营汤。

3. 心悸失眠　治心阴血不足，虚热内扰之心悸、失眠，与酸枣仁、阿胶、人参等配伍，以益气养血、养心安神，如天王补心丹。

4. 疮疡痈肿　治疮疡痈肿或乳痈初起，与金银花、蒲公英等清热解毒药配伍。

【用量用法】　10～15g。

【禁忌】　凡无瘀滞者禁用。

飞廉 fēilián

【本经】　味苦平。主骨节热，胫肿酸疼。久服令人身轻。一名飞轻。生川泽。

【形态】　根直，肉白，皮黑，晒干黑如玄参。

【性味】　苦，平。

【归经】　入心、肝、脾经。

【经义】　骨节热，胫肿酸疼，乃湿热引起。本品苦能燥湿泄热，湿热去，则上述诸症自除。症状除，故身体轻快。

【参考】　本品有名未用。

五味子 wǔwèizǐ

【本经】　味酸温，主益气，咳逆上气，劳伤羸瘦，补不足，强阴，益男子精。生山谷。

【形态】　为紫黑色皱缩果实，内有核仁。

【性味】　酸，温。

【归经】　入肺、肾、心、肝、脾经。

【经义】　五味子色紫黑，皮甘，肉酸，核辛苦，都具咸味，而酸味独专，性温，功能酸敛生津，保固元气而无遗泄，故曰益气；能收肺气之耗散，故主咳逆上气；能滋益肝肾，故主劳伤羸瘦，补不足。肾藏精，精盛则阴强，本品能固肾气，故主强阴，益男子精。

【现代功效】　收敛固涩，益气生津，补肾宁心。

【临床应用】

1. 久咳虚喘　治肺虚久咳，可与罂粟壳同用，如五味子丸；治肺肾两虚喘咳，常与山茱萸、熟地黄、山药等药同用，以敛肺滋肾，如都气丸；用于寒饮咳喘证，配伍麻黄、细辛、干姜等发散风寒、温肺化饮之品，如小青龙汤。

2. 自汗、盗汗　治自汗、盗汗者，可与麻黄根、牡蛎等敛汗之品同用。

3. 遗精、滑精　治滑精者，可与桑螵蛸、附子、龙骨等同用，以温阳益肾、固精止遗；治梦遗者，常与麦冬、山茱萸、熟地黄等同用，以滋阴固精，如麦味地黄丸。

4. 久泻不止　治脾肾虚寒久泻不止，可与吴茱萸同炒香研末，米汤送服，如五味子散；或与补骨脂、肉豆蔻、吴茱萸同用，以达温补脾肾、涩肠止泻之效，如四神丸。

5. 津伤口渴，消渴　治热伤气阴，汗多口渴者，常与人参、麦冬同用，以益气养阴，如生脉散；治阴虚内热，口渴多饮之消渴证，多与山药、知母、天花粉等养阴生津药同用，如玉液汤。

6. 心悸，失眠，多梦　治阴血亏损，心神失养或心肾不交之虚烦心悸、失眠多梦，常与麦冬、丹参、酸枣仁等滋阴养血安神药同用，如天王补心丹。

此外，本品对慢性肝炎转氨酶升高者，亦有治疗作用。

【用量用法】 2～6g。

【禁忌】 凡外有表邪，内有实热，初起咳嗽者禁用。

旋华 xuánhuá

【本经】 味甘温，主益气，去面皯黑，色媚好。其根味辛，主腹中寒热邪气，利小便。久服不饥轻身。一名筋根华，一名金沸。生平泽。

【形态】 淡红色花，形似喇叭类牵牛花而小。

【性味】 甘，温。

【归经】 入肝、脾、大肠、膀胱经。

【经义】 本品味甘性温，能补能和，故能益气血去面皯黑而使颜色美好。本品根辛能散，故主腹中寒热邪气，腹中寒热邪气清除，则小便自利。久服此药，气血充足，自可耐饥健身。

【禁忌】 脾实非虚者忌用。

兰草 láncǎo

【本经】 味辛平，主利水道，杀蛊毒，辟不祥。久服益气轻身不老，通神明。一名水香。

【形态】 暗绿微黄色椭圆形的叶和圆茎，有清香气。

【性味】 辛，平。

【归经】 入肝、脾、肺、肾经。

【经义】 肺气郁结则上窍闭而下窍不利，本品味辛走气，能散郁结，故主利水道。芳香辟秽，故能祛邪气。邪去窍通，则自觉气益身轻，神志清明。

【现代功效】 芳香化湿，醒脾开胃，发表解暑。

【临床应用】

1. 湿阻中焦证 治湿阻中焦之脘痞腹胀、呕恶不食者，每与广藿香相须为用，并配厚朴、苍术等同用；尤善治脾经湿热，口中甜腻、多涎、口臭，可单用煎汤服用，即兰草汤，亦常与黄芩、黄连等清热燥湿药配伍。

2. 暑湿，湿温初起 治暑湿证，见恶寒发热、头胀痛、腹胀、胸闷纳呆、舌苔白腻者，与广藿香、荷叶、厚朴等配伍，以化湿解暑；治湿温初起，发热恶寒、肢体困倦、脘腹胀痛者，与藿香叶、薄荷叶、大青叶等配伍，如五叶芦根汤。

【用量用法】 3～10g。

【禁忌】 阴虚有火者禁用。

【参考】 现代称佩兰。

蛇床子 shéchuángzǐ

【本经】 味苦平，主妇人阴中肿痛，男子阴痿，湿痒，除痹气，利关节，癫痫，恶疮。久服轻身。一名蛇米。生川谷。

【形态】　黄褐色带有茸毛小果实，如黍米。

【性味】　苦，平。

【归经】　入肝、脾、肾三经。

【经义】　《名医别录》记载本品"味辛、甘，无毒"，《本草经疏》记载"今详其气味，当必兼温燥，阳也"。本品为温暴刚烈之品，禀火气而下逐阴寒，补肾强阴，故治妇人阴中肿痛，男子阴痿、湿痒。禀火气而外通经脉，故能除痹气，利关节。味苦性温，能助心气，健脾燥湿，故主癫痫、恶疮。肾强脾健，则轻身如少年。

【现代功效】　燥湿祛风，杀虫止痒，温肾壮阳。

【临床应用】

1. 阴部湿痒，湿疹，疥癣　治阴部瘙痒，与白矾煎水外洗，或配黄柏、没食子等药同用，现临床多治滴虫性阴道炎；治疗癣瘙痒，可单用本品研粉，猪脂调和外涂。

2. 寒湿带下，湿痹腰痛　治寒湿带下或湿痹腰痛尤为适宜，常与山药、杜仲、牛膝等药同用。

3. 肾虚阳痿，宫冷不孕　治阳痿、宫冷不孕，常配当归、淫羊藿、肉苁蓉等药同用，如赞育丹；亦可配菟丝子、五味子等药，做成蜜丸服用。

【用量用法】　3～10g。外用适量，多煎汤熏洗，或研末调敷。

【禁忌】　肾火炽盛，或下部有热，勿用。

地肤子 dìfūzǐ

【本经】　味苦寒。主膀胱热，利小便，补中益精气。久服耳目聪明，轻身耐老。一名地葵。生平泽。

【形态】　略带清白微黄色之种子，形如蚕沙。

【性味】　苦（甘），寒。

【归经】　入脾、胃、肾、膀胱经。

【经义】　膀胱为寒水之府，热灼伤其生化之源，则小便不利。地肤子味苦甘性寒，能入脾、胃经，下行膀胱经，苦能燥湿坚阴，寒能胜热，故能清膀胱之湿热而利小便。甘、苦能补脾益阴，故能补中益精气。中气足，湿热清，则体健而耳目聪明。

【现代功效】　清热利湿，祛风止痒。

【临床应用】

1. 淋证，带下　治膀胱湿热所致之小便不利，淋沥涩痛，常与瞿麦、木通、冬葵子等同用，如地肤子汤；治湿热带下，可配黄柏、苍术等煎服。

2. 风疹，湿疹，阴痒　治风疹、湿疹，常与白鲜皮、蝉蜕、黄柏等同用，以祛风燥湿止痒；治下焦湿热，外阴湿痒者，可与苦参、龙胆草、白矾等煎汤外洗患处。

【用量用法】　9～15g。外用适量，煎汤熏洗。

【禁忌】　凡虚而无湿热者及孕妇忌用。

景天 jǐngtiān

【本经】　味苦平。主大热，火疮，身热烦，邪恶气。花，主女人漏下赤白，轻身明目。

一名戒火，一名慎火。生川谷。

【形态】 实黑似粟粒。

【性味】 苦，平（寒）。

【归经】 入心、肾、脾经。

【经义】 "诸痛疮痒，皆属于心"，景大，味苦性寒，功能清热，故主大热，火疮，身热烦诸证。女人赤白漏下，乃湿热所化，本品味苦性寒，功能清热胜湿，故能主之。湿热祛，身自轻，目自明。

【禁忌】 虚寒者忌用。

【参考】 本品又名辟火，外科用新鲜叶多捣敷或煎洗，内服少用。

茵陈蒿 yīnchénhāo

【本经】 味苦平。主风湿寒热邪气，热结黄疸。久服轻身，益气耐老。生丘陵坡岸上。

【形态】 为密生白毛叶。

【性味】 苦，平。

【归经】 入膀胱、脾、胃经。

【经义】 风为阳邪，湿为阴邪，风湿在太阳，阳邪发热，阴邪发寒。本品气微寒清热，味苦燥湿，故主风湿寒热邪气。湿热相结，则成黄疸，茵陈具有清芳之气可以解郁热，苦寒之气可以祛湿热，故主之。湿热祛则诸证自愈，病愈则身体恢复健康，当能活泼如少年。

【现代功效】 清利湿热，利胆退黄。

【临床应用】

1. 黄疸　茵陈乃治黄疸之要药，其性虽微寒，但除治湿热之阳黄外，寒湿之阴黄亦可通过适当配伍应用。若湿热郁蒸，身目发黄，黄色鲜明，小便短赤，常与栀子、大黄配伍，如茵陈蒿汤；若黄疸湿邪偏重，可与茯苓、泽泻同用，如茵陈五苓散。对寒湿郁滞，黄色晦暗之阴黄，则须配伍附子、干姜等以温化寒湿，如茵陈四逆汤。

2. 湿温，湿疮，湿疹　治湿温证湿热并重者，与滑石、黄芩等同用，如甘露消毒丹；治湿疮、湿疹，可单用或与苦参、白鲜皮、地肤子等同煎。

【用量用法】 6～15g。外用适量，煎汤熏洗。

【禁忌】 体虚无湿热者勿用。

杜若 dùruò

【本经】 味辛微温。主胸胁下逆气，温中，风入脑户，头肿痛，多涕泪出。久服益精明目轻身。一名杜蘅。生川泽。

【形态】 根似姜而味辛。

【性味】 辛，微温。

【归经】 入肺、肝、肾经。

【经义】 本品气芳香，味辛，性温，辛香之气能宣窍祛风，性温能散寒行气，故主胸胁下逆气，温中，风入脑户，头肿痛，多涕泪出。邪去正复，故古人认为"久服益精明目轻身"。

【禁忌】 无风寒者，忌用。

【参考】   本品有名未用。

沙参 shāshēn

【本经】   味苦微寒。主血积惊气，除寒热，补中，益肺气。久服利人。一名知母。生川谷。

【形态】   细长淡黄色之根，内白色，体轻虚，有清香油脂气。

【性味】   苦，微寒。

【归经】   入心、肺、脾、肾经。

【经义】   《汤液本草》记载本品"味苦甘，微寒，无毒"，色白体轻，疏通而不燥，润泽而不滞，又味苦能泄，气寒能平，故主血积惊气。色白体轻性甘寒入肺，故除肺气失调之寒热，益肺气。甘寒益阴，故补中焦精汁，久服利人。

南 沙 参

【现代功效】   养阴清肺，益胃生津，化痰，益气。

【临床应用】

1. 肺阴虚证   治肺阴虚燥热之干咳痰少、或痰黏不易咳出者，常与北沙参、麦冬、杏仁、知母、川贝母等配伍。

2. 胃阴虚证   治胃阴虚有热之口燥咽干、大便秘结、舌红少津及饥不欲食、胃脘灼热隐痛等，可与玉竹、麦冬、生地黄等配伍，如益胃汤。

此外，本品略有补脾肺之气的功效，可用于热病后期，气阴两虚者。

【用量用法】   煎服，9～15g。

北 沙 参

【现代功效】   养阴清肺，益胃生津。

【临床应用】

1. 肺阴虚证   治肺燥阴虚有热之干咳少痰，或劳嗽久咳，咽干音哑等，常与麦冬、玉竹、冬桑叶等配伍，即沙参麦冬汤；治阴虚劳热，咳嗽咯血，与知母、贝母、鳖甲等配伍。

2. 胃阴虚证   治胃阴虚有热之口干多饮、饥不欲食、大便干结、舌苔光剥或舌红少津及胃痛、胃胀、干呕等，常与石斛、玉竹、乌梅等配伍，以养阴生津；治脾胃气阴两虚者，与山药、太子参、黄精等配伍，以养胃阴、益气健脾。

【用量用法】   煎服，5～12g。

【禁忌】   非阴虚肺燥，而属寒嗽，或外感咳嗽者禁用。

【参考】   沙参有南沙参、北沙参不同品种及不同效用，现常用北沙参。

徐长卿 xúchángqīng

【本经】   味辛温。主鬼物百精，蛊毒，疫疾，邪恶气，温疟。久服强悍轻身。一名鬼督邮。生山谷。

【形态】   根横生如细辛而粗长，色黄有腥气。

【性味】 辛，温。

【归经】 入肝、肺经。

【经义】 本品味辛性温行窜，具芳香之气，功能逐邪启闭，故能主诸邪恶气，温疟。邪气除，自能心清神爽，体健强悍身轻。

【现代功效】 祛风，化湿，止痛，止痒。

【临床应用】

1. 风湿痹痛 治风湿痹痛，单用本品煎服或泡酒服，或与威灵仙、八角枫等同用。

2. 各种疼痛证 治跌打损伤疼痛，轻者单用，重者配红花、乳香等；治牙痛，单用水煎含漱并内服；治瘀滞痛经，配桃仁、川芎、当归等。

【用量用法】 3～12g，后下。

【参考】 徐长卿为人名，因常以此药治邪病，遂以名之。

石龙刍 shílóngchú

【本经】 味苦微寒。主心腹邪气，小便不利，淋闭，风湿，鬼疰，恶毒。久服补虚羸，轻身，耳目聪明，延年。一名龙须，一名草续断，一名龙珠。生山谷。

【形态】 茎绿色，圆柱形而细长。

【性味】 苦，微寒。

【归经】 入心、脾、肾、膀胱经。

【经义】 上述各症，主要由于湿热所扰，风属其次。本品味苦性寒，能清心热而益肾阴，复能燥脾湿、利膀胱，色青能入肝搜风，故能主治之。邪去正复，故云"补虚羸，轻身，耳目聪明，延年"。

【参考】 本品别名龙须草。有名未用。

云实 yúnshí

【本经】 味辛温。主泄利，肠澼，杀虫蛊毒，去邪恶结气，止痛，除寒热。花，主见鬼精物。多食令人狂走。久服轻身，通神明。生川谷。

【形态】 褐色种子，大如豆，似蓖麻子。

【性味】 辛（苦），温。

【归经】 入心、脾、肺、胃、大肠经。

【经义】 本品苦能除湿清热，辛温能祛风散结，含有毒质，小量内服，有杀虫镇痛之功，故能主治上述各症。若过服剧量，则能使人神志昏乱，狂妄奔走。邪祛正复，故见身体轻盈，神志清明。

【参考】 本品有名未用。

王不留行 wángbùliúxíng

【本经】 味苦平。主金疮，止血逐痛，出刺，除风痹内寒。久服轻身耐老，增寿。生山谷。

【形态】 卵圆形壳果，中含种子如芥菜籽大，去籽儿取壳用。

【性味】　苦，平。

【归经】　入心、肝、脾、肺经。

【经义】　本品性走而不守，谓虽有王命，不能留其行，故名。功专行血，能使诸血内而隧道，外而经脉，无不顺流自然。血顺流，则留滞之血，轻则解散，重则分消，故主金疮，逐瘀。血流于脉，风阻之则为风痹，为内寒，此能通利经络，痹自蠲除。又因其性滑利，外敷能出刺。气血通畅则身轻体健。

【现代功效】　活血通经，下乳消痈，利尿通淋。

【临床应用】

1. 血瘀痛经，经闭　治瘀血阻滞，经行不畅，痛经经闭，可与当归、川芎、红花等配伍。

2. 产后乳汁不下，乳痈　治产后乳汁不通，常与穿山甲、木通等配伍；治气血两虚所致乳汁稀少，可与黄芪、党参、当归或猪蹄等配伍；治乳痈肿痛，可与瓜蒌、蒲公英、漏芦等配伍。

3. 淋证　治热淋、血淋、石淋等证，可与滑石、石韦、瞿麦等配伍。

【用量用法】　5～10g。

【禁忌】　无瘀滞者禁用，孕妇及失血多者禁用。

牡桂 mǔguì

【本经】　味辛温。主上气咳逆、结气，喉痹吐吸，利关节，补中益气。久服通神，轻身不老。生山谷。

【形态】　桂树之枝，皮红褐色，内紫红色。

【性味】　辛，温。

【归经】　入肺经。

【经义】　风寒犯肺，肺气不降，令人气逆而咳，本品辛温解表，则肺气下行，而上气咳逆自止。气结于喉，闭而不通，能吐不能吸，如喘状，本品辛温散结气，结者散，闭者通，喉痹吐吸自平。辛温之性温经通络横达四肢，温散中寒，故主利关节，补中益气。

【现代功效】　发汗解肌，温通经脉，助阳化气，平降冲气。

【临床应用】

1. 风寒表证　治外感风寒、表虚有汗者，与白芍配伍，如桂枝汤；治外感风寒、表实无汗者，常与麻黄配伍，如麻黄汤。

2. 寒凝血滞，关节痹痛，胸痹心痛，脘腹冷痛，痛经经闭　治风寒湿痹，肩臂疼痛，与附子配伍，以散寒通痹止痛，如桂枝附子汤；治营血不足的痹痛，与黄芪、白芍等配伍，以补气养血，如黄芪桂枝五物汤；治胸阳不振，心脉瘀阻，胸痹心痛，与枳实、薤白配伍，如枳实薤白桂枝汤；治中焦虚寒，脘腹冷痛，常与白芍、饴糖等配伍，以缓急止痛，如小建中汤；治寒凝血滞，月经不调，经闭痛经，产后腹痛，与当归、吴茱萸配伍，以暖肝活血，调经止痛，如温经汤。

3. 痰饮，蓄水　治心脾阳虚，水湿内停的痰饮眩晕、心悸、咳嗽者，与茯苓、白术配伍，以补益心脾，化湿利水，如苓桂术甘汤；若治膀胱气化失司的水肿、小便不利者，与茯苓、猪苓、泽泻等同用，如五苓散。

4. 心悸，奔豚　治心阳不振，心悸动、脉结代者，与炙甘草、人参、麦冬等同用，以补气养血、通阳复脉，如炙甘草汤；用治阴寒内盛，引动冲气，上凌心胸的奔豚者，常重用本品，如桂枝加桂汤。

【用量用法】　3～10g。

【禁忌】　性能动血，阴虚火盛者忌用。

【参考】　今名桂枝。

箘桂 jùnguì

【本经】　味辛温。主百病，养精神，和颜色，为诸药先聘通使。久服轻身不老，面生光华，媚好，常如童子。生山谷。

【形态】　灰褐色之树皮，内紫黑色，含有油质。

【性味】　辛，温。

【归经】　入肝、脾、肾经。

【经义】　本品性味辛温而善宣通，故为诸药之先导，功能扶阳益火，凡沉寒痼冷，阳虚不足，能宣通气血，使营卫调和，精神得养，故精神萎靡、颜色憔悴等诸症均能奏效。

【现代功效】　补火助阳，引火归元，散寒止痛，温通经脉。

【临床应用】

1. 肾阳虚证　治肾阳不足，命门火衰之腰膝冷痛、夜尿频多、阳痿宫寒等，常与鹿角胶、杜仲、附子等温肾补阳药同用，如右归丸。治肾虚作喘，虚阳上浮之眩晕目赤、汗出肢冷、心悸，常与山茱萸、人参、五味子等补肾益气敛汗药同用。治脾肾阳虚之脘腹冷痛、食少便溏，常与附子、人参、干姜等温补脾肾药同用，如桂附理中丸。

2. 寒凝诸痛　治寒邪内侵或脾胃虚寒之脘腹冷痛、呕吐、泄泻等，轻者可单用，重者常与干姜、高良姜等温中散寒药同用。治胸阳不振、寒邪内侵之胸痹心痛，常与附子、干姜、荜茇等散寒止痛药同用。治寒疝腹痛，常与小茴香、吴茱萸、乌药等温里散寒、行气止痛药同用。治风寒湿痹，常与独活、桑寄生、杜仲等祛风湿、补肾强腰药同用，尤宜于寒痹腰痛，如独活寄生汤。

3. 寒凝血瘀证　治冲任虚寒，寒凝血瘀之月经不调、痛经、闭经，或妇人产后瘀血阻滞之恶露不尽、腹痛不止，常与活血祛瘀药川芎、桃仁、益母草等同用。治阳虚寒凝，血滞痰阻之阴疽，常与鹿角胶、白芥子、麻黄等温经通阳、散寒行滞药同用，如阳和汤。

此外，久病体虚，气血不足者，在补益气血方中加入少量本品，有温运阳气、鼓舞气血生长之功。

【用量用法】　1～5g。

【禁忌】　湿、热、暑、燥，阴虚内热及一切失血者，忌用。

【参考】　今名肉桂。

松脂 sōngzhī

【本经】　味苦温。主痈疽恶疮，头疡白秃，疥瘙风气，安五脏，除热。久服轻身延年。一名松膏，一名松肪。生山谷。

【形态】　乃松树之脂，凝固于树皮之间，其质黏腻，色黄，呈颗粒状，不透明结晶。

【性味】　苦，温。

【归经】　入肝、脾、肾经。

【经义】　松脂芳香燥烈，功能祛风燥湿杀虫，凡湿热在皮肤者，皆能治之，故主痈疽恶疮，头疡白秃，疥癣风气。松树之脂，兼能润补，五脏得补，邪热自除，故被古人认为能养生延年。

【禁忌】　痈疮因于湿热者忌用。

【参考】　现代称松香。

槐实 huáishí

【本经】　味苦寒。主五内邪气热，止涎唾，补绝伤，五痔火疮，妇人乳瘕，子藏急痛。生平泽。

【形态】　色青黄，颗粒扁平种子。

【性味】　苦，寒。

【归经】　入肝、大肠经。

【经义】　五内邪气热，指五脏实热。涎唾多，为脾胃湿热。绝伤，为血热。五痔火疮，多由于积热而成。妇人乳瘕，子藏急痛，多由于肝郁血热。本品苦寒纯阴，功专凉血，泄热，散结，清火，故上症均主之。

【现代功效】　凉血止血，清肝泻火，润肠。

【临床应用】

1. 血热出血证　治痔疮出血，大便下血，与侧柏叶、荆芥穗、枳壳为伍，以清肠凉血，疏风行气，如槐花散；治血崩及肠风下血，与地榆相须为用，如槐榆散；治吐血不止，可单用本品为末服；治小便出血，与凉血行瘀之郁金为伍，如槐金散；治热毒痢，下血不止，与郁金、甘草同用，如郁金散。

2. 肝热目赤，头痛眩晕　治肝火上炎所导致的目赤、头胀头痛及眩晕等，可用单味煎汤代茶饮，或配伍夏枯草、菊花等清泻肝火药同用。

【用量用法】　6～9g。

【禁忌】　虚寒及孕妇忌用。

【参考】　现代称槐角。

枸杞 gǒuqǐ

【本经】　味苦寒。主五内邪气，热中消渴，周痹。久服坚筋骨，轻身不老。一名杞根，一名地骨，一名枸忌，一名地辅。生平泽。

【形态】　根皮为黄褐色卷筒状，子为红色椭圆形，中有无数种子。

【性味】　苦，寒。

【归经】　入肺、肾、肝、脾经。

【经义】　《本经》所列气味主治，系根、叶、子合用。五内即五脏，五脏为阴，阴虚则邪热内生，热伤于中，则为热中，热中则津液耗竭，内不能滋润脏腑而为消渴，外不能灌溉经络而为周痹。本品味苦清热，气寒益水，水益火清，消渴自止。水补火制，水火既济，诸证痊愈，自能坚筋骨，轻身耐老。

枸 杞 子

【现代功效】 滋补肝肾，益精明目。

【临床应用】

1. 肝肾亏虚证 治肝肾不足之两目干涩，视物昏花，常与熟地黄、山茱萸、山药等同用，如杞菊地黄丸；治精血亏虚，腰膝酸软、头晕眼花、须发早白、脱发及肾虚不育，与当归、制何首乌、菟丝子等配伍，如七宝美髯丹；治消渴，可单用嚼食或熬膏服，也可配伍养阴生津之品如麦冬、沙参、山药等。

2. 阴虚劳嗽 治阴虚劳嗽，常与麦冬、知母、贝母等养阴润肺止咳药配伍。

此外，本品有补血之功，治疗血虚萎黄、失眠多梦、头昏耳鸣等，常与养血安神之品配伍，如杞圆膏。

【用量用法】 煎服，6～12g。

地 骨 皮

【现代功效】 凉血除蒸，清肺降火。

【临床应用】

1. 阴虚发热，骨蒸盗汗 治阴虚发热，骨蒸潮热，心烦盗汗，常与知母、银柴胡等配伍，如清骨散。

2. 咯血衄血 治血热妄行所致吐血、衄血、尿血等，可单用煎服，或配白茅根、侧柏叶等凉血止血药同用。

3. 肺热咳嗽 治肺火郁结，气逆不降，咳嗽气喘，常与桑白皮、甘草等同用，如泻白散。

此外，本品还能泄热而生津止渴，可治内热消渴，与生地黄、天花粉、五味子等同用。

【用量用法】 煎服，9～15g。

【禁忌】 根、皮，凡营分无热及中寒者禁用。子，脾胃薄弱，大便泄泻者禁用。

❖ 橘柚 júyòu ❖

【本经】 味辛温。主胸中瘕热逆气，利水谷。久服去臭，下气通神。一名橘皮。生南山川谷。

【形态】 柑果之皮，色黄而略红，纹细而薄，内多筋脉，陈旧者佳。

【性味】 辛，温。

【归经】 入肺、脾、胃经。

【经义】 肺主气，主宣发肃降，逆则气聚胸中而成瘕，瘕者是气聚不通，诸如痞满郁闷之类。本品味辛能散，性温能行，逆气下，则瘕气自消。脾主运化，为消化水谷之脏，脾气滞不能消化水谷，则成呕吐、泄泻等。本品温能燥脾湿，使滞气运行，则诸证自愈。其辛香辟秽之效，能去臭、下气而神志清明。

【现代功效】 温中止痛，杀虫止痒。

【临床应用】

1. 脾胃寒证 治脘腹冷痛、呕吐，若外寒内侵所致，常与生姜、豆蔻等药同用；若脾胃虚寒所致，常与干姜、人参等温中健脾药同用，如大建中汤。治寒湿泄泻腹痛，可与苍术、厚朴等药同用。

2. 湿疹瘙痒，阴痒，蛔厥腹痛 治湿疹瘙痒、阴痒，可单用，或与苦参、黄柏、地肤子等药煎汤外洗。治蛔厥腹痛、手足厥冷，常与乌梅、黄连、干姜等药寒热并用以安蛔，如乌梅丸。

【用量用法】 3～10g。

【禁忌】 凡燥热而无湿滞者禁用。

【参考】 今名陈皮。

柏实 bǎishí

【本经】 味甘平。主惊悸，安五脏，益气，除风湿痹。久服令人润泽美色，耳目聪明，不饥不老，轻身延年。

【形态】 黄白色之核仁，如麦粒大，含油质甚多。

【性味】 甘，平。

【归经】 入心、肝、脾、肾经。

【经义】 心藏神，肾藏精与志，心肾两虚，则怔忡不宁而惊悸。本品能入心养神，入肾定志，神志安宁，则惊悸止。气芳香能醒脾胃，质润泽能养肝肾，仁又能入心，故能安五脏，五脏安则气自益。其味甘能益脾养血，血行脾健，则风湿痹自除。本品为滋润之品，心脾补，肝肾润，则润泽美色，耳目聪明，轻身延年。

【现代功效】 养心安神，润肠通便，止汗。

【临床应用】

1. 阴血不足，虚烦失眠，心悸怔忡 治心经阴血亏虚，心神失养之心烦失眠、心悸怔忡、头晕健忘，常与人参、五味子、白术配伍，以养阴补血，如柏子仁丸；也可配伍酸枣仁、当归、茯神，如养心汤；治心肾不交之心悸不宁、心烦少寐、梦遗健忘，可与麦冬、熟地黄、石菖蒲配伍，以收补肾养心之效，如柏子养心丸。

2. 肠燥便秘 治阴虚血亏，老年、产后等肠燥便秘证，常与郁李仁、松子仁、杏仁等配伍，如五仁丸。

3. 阴虚盗汗 本品亦用于治疗阴虚盗汗。

【用量用法】 3～10g。

【禁忌】 便泻痰多者勿用。

【参考】 柏实，即侧柏子仁，今名柏子仁。

茯苓 fúlíng

【本经】 味甘平。主胸胁逆气，忧恚惊邪恐悸，心下结痛，寒热烦满咳逆，口焦舌干，利小便。久服安魂养神，不饥延年。一名伏菟。生山谷。

【形态】 为大小不同之块根，大者如儿头，表皮极厚，黑褐色有细皱纹，内部为赤或白色，肉质粒状。

【性味】 甘，平。

【归经】 入心、肺、脾、小肠、膀胱经。

【经义】 胸为肺之部，胁为肝之部，肺气不降，肝气过升，则气上逆于胸胁。茯苓色白入肺，味甘入脾，性中和，补而不滞，泄而不峻，气平能降肺气，味甘能缓肝气，所以主胸胁逆气。七情乖戾，气结于胸，则见忧恚惊邪恐悸，茯苓禀土气而安五脏，故能主之。脾胃不和及心下结痛，表里不合，则为寒热；水气不化则烦满；水气犯肺则咳逆；水道不通则火无所制而口焦舌干，小便不利。茯苓甘平渗泄，入肺通调水道，下输膀胱，上下交通，故皆治之。

【现代功效】　利水渗湿，健脾，安神。

【临床应用】

1. 水肿，小便不利　治水湿内停所致之水肿、小便不利，常与泽泻、猪苓、白术等同用，如五苓散；治脾肾阳虚水肿，可与附子、生姜同用，以温阳利水，如真武汤；用于水热互结，阴虚小便不利、水肿，与滑石、泽泻、阿胶等泻热滋阴药合用，如猪苓汤。

2. 痰饮　治湿痰，常配伍半夏、陈皮、甘草，如二陈汤；治痰饮之目眩心悸，与桂枝、白术、甘草同用，如苓桂术甘汤；若治饮停于胃而呕吐者，多与半夏、生姜相伍，如小半夏加茯苓汤。

3. 脾虚泄泻　治脾虚湿盛泄泻，可与山药、白术、薏苡仁等同用，以补脾益气、除湿止泻，如参苓白术散；治疗脾胃虚弱，倦怠乏力，食少便溏，常配补脾益气之人参、白术、甘草，如四君子汤。

4. 心悸失眠　治心脾两虚，气血不足之心悸，失眠，健忘，常与黄芪、当归、远志等同用，如归脾汤；若治心气虚，惊恐而不安卧者，每与人参、龙齿、远志配伍，如安神定志丸。

【用量用法】　10～15g。

【禁忌】　肾虚小便不禁者禁用。

榆皮 yúpí

【本经】　味甘平。主大小便不通，利水道，除邪气。久服轻身不饥。其实尤良。一名零榆。生山谷。

【形态】　榆树之内皮，色白，作扁平之长片。

【性味】　甘，平。

【归经】　入肺、脾、胃、大肠、小肠、膀胱经。

【经义】　本品滑利下降，味甘性平能益脾，入胃、大小肠以渗湿热，故能通利大小便。利水道即利小便，除邪气即除肠胃邪热之气，便畅浊去邪除，则身健而轻快。历代欠收之年，人们多取其磨粉充饥以代食粮，故能耐饥。

【禁忌】　脾胃虚寒而无湿热者禁用。

酸枣 suānzǎo

【本经】　味酸平。主心腹寒热，邪结气聚，四肢酸疼，湿痹。久服安五脏，轻身延年。生川泽。

【形态】　稍扁圆形之核仁，皮赤色。

【性味】　酸，平。

【归经】　入心、肝、胆、脾、大肠经。

【经义】　枣仁色赤入心属火，肉黄入脾属土，能导心气下行，助脾气以上升，味酸能入肝，疏肝醒脾。心腹间邪气结聚见发寒热，酸枣能使气机升降调和，故治心腹寒热，邪气结聚。土气不能达于四肢则酸疼，火气不温于肌肉则湿痹，枣仁得土火之气，能达能温，故治四肢酸疼、湿痹。酸枣含油脂能滋润，具滋补平抑之性，故古人认为"久服安五脏，轻身延年"。

【现代功效】　养心补肝，宁心安神，敛汗，生津。

【临床应用】

1. 虚烦不眠，惊悸多梦　治心肝阴血亏虚，心神失养之心悸、失眠、怔忡等症，常与当归、白芍等养阴补血药配伍；治肝虚有热之虚烦失眠，可与女贞子、知母等药物配伍，如酸枣仁汤；治心脾气血不足，心失所养之惊悸不安，可与黄芪、当归、党参等药物配伍，如归脾汤；治心肾阴虚，阴血亏少之心悸失眠，可与麦冬、生地黄、远志等药物配伍，如天王补心丹。

2. 体虚多汗　治体虚自汗、盗汗等汗证，常与五味子、山茱萸、黄芪等益气固表止汗药配伍。

3. 津伤口渴　用于津伤口渴咽干者，常与生地黄、麦冬、天花粉等养阴生津药同用。

【用量用法】　煎服，10～15g。

【禁忌】　有实邪郁火者禁用。

干漆 gānqī

【本经】　味辛温，主绝伤，补中续筋骨，填髓脑，安五脏，五缓六急，风寒湿痹。生漆去长虫。久服轻身耐老。生川谷。

【形态】　漆树之汁液，贮之器内，渐次干涸，形成坚固之块粒。

【性味】　辛，温。

【归经】　入肝、脾、胃经。

【经义】　本品辛温有毒，专攻日久凝结之血，年深坚结之积，故能主绝伤，补中续筋骨。瘀积消，则五脏自安。风寒湿邪中人，或为瘫痪，或为拘挛，或为痹痛，或留而不去，则肠胃瘀而生虫，本品能杀虫消散逐肠胃一切有形积滞，故能主之。邪去正复，故古人认为"久服轻身耐老"，但因本品有毒，不可信。

【禁忌】　无瘀滞者禁用。

蔓荆实 mànjīngshí

【本经】　味苦微寒。主筋骨间寒热，湿痹拘挛，明目坚齿，利九窍，去白虫。久服轻身耐老。小荆实亦等。

【形态】　形圆如小球，似胡椒子，色黑，有蒂五瓣。

【性味】　苦，微寒。

【归经】　入肺、肝、脾、肾经。

【经义】　大淫之邪，风则伤筋，寒则伤骨，发为寒热，或为湿痹，或为拘挛。本品气清味薄，浮而升散，故主之。风热上攻，则目睛内痛泪出，或牙齿动摇肿痛，蔓荆实轻清上浮，升散风热之邪，故亦主之。风热除则九窍自利。苦寒之性能燥湿清热，以绝虫化之源，虫当自绝。全身疾患均去，自能身健耐老。

【现代功效】 疏散风热，清利头目。

【临床应用】

1. 风热感冒，头昏头痛 治风热感冒，头昏头痛者，与薄荷、菊花等药配伍；治偏头痛，常与菊化、川芎、防风等祛风止痛药同用，如菊芎散。

2. 目赤肿痛，齿龈肿痛，目暗不明，耳聋耳鸣 治头痛眩晕，齿龈肿痛，目赤肿痛，头风作痛，与菊花、白蒺藜、川芎等药同用；治中气不足，清阳不升，风热上扰，头痛眩晕或内障初起，视物不清，或耳聋耳鸣，或齿痛等，与黄芪、人参、升麻等补气升阳药配伍，如益气聪明汤。

此外，本品兼有祛风止痛功效，用治风湿痹痛，与羌活、独活、川芎等药同用，如羌活胜湿汤。

【用量用法】 5～10g。

【禁忌】 头痛目痛，凡不因风邪而由于血虚者勿用。

辛夷 xīnyí

【本经】 味辛温。主五脏身体寒热风，头脑痛，面黚。久服下气轻身明目，增年耐老。一名辛矧，一名侯桃，一名房木。生川谷。

【形态】 形如笔头，外有茸毛。

【性味】 辛，温。

【归经】 入肺、肝、胃经。

【经义】 风邪伤人，由皮毛肌肉至五脏，郁而不散，发为寒热。风热上壅，侵入脑颅，则为头脑痛；郁于颜面，则面黚；入于目，则目昏。辛夷辛温无毒，气香而清，芳香之性能宣散上焦风热，上升头目，逐阳分风邪，风热去，寒热解，五脏身体寒热风、头脑痛、面黚等症自愈，目随之亦明。邪去体健，故古人认为"下气轻身明目，增年耐老"。

【现代功效】 散寒解表，宣通鼻窍。

【临床应用】

1. 风寒头痛 治外感风寒，恶寒发热，头痛鼻塞者，与防风、白芷、细辛等药同用；用于风热感冒而鼻塞头痛者，与薄荷、金银花、菊花等疏散风热药配伍。

2. 鼻渊 治鼻渊头痛、鼻塞流涕，偏风寒者，与白芷、细辛、苍耳子等药同用，如苍耳子散；偏风热者，多与薄荷、连翘、黄芩等散风热，清肺热药配伍；治肺胃郁热发为鼻疮者，与黄连、连翘、野菊花等清热泻火解毒药同用。

此外，在治鼻腔疾患时，除内服药外，还可用辛夷制成油剂、乳剂或散剂作局部滴用或吹敷，均有较好疗效。

【用量用法】 3～10g，包煎。外用适量。

【禁忌】 阴火炽盛者忌用。

杜仲 dùzhòng

【本经】 味辛平。主腰脊痛，补中益精气，坚筋骨，强志。除阴下痒湿，小便余沥。久服轻身耐老。一名思仙。生山谷。

【形态】 植物之树皮，颇坚厚，外暗褐色，横折之，则折口有极多白色幼丝，牵引不断。

【性味】 辛（甘），平（温）。

【归经】 入肝、肾经。

【经义】 肾藏精主骨，肝藏血主筋，肝肾虚，则精气弱而腰脊痛。杜仲性温色黑，味甘肉厚，能补肝肾，故主腰脊痛，补中益精气，坚筋骨，强志。肾湿下注，即为阴下痒湿，小便余沥，杜仲益肾培肝，善逐下焦寒湿，湿除则痒湿与余沥自止。因其具补益肝肾之功，故古人认为"久服轻身耐老"。

【现代功效】 补肝肾，强筋骨，安胎。

【临床应用】

1. 腰膝酸痛，筋骨无力 治肝肾不足之腰膝酸痛，筋骨痿软，单用浸酒即效，或与补骨脂、核桃仁等配伍，以补肝肾，强筋骨，如青娥丸。

2. 妊娠漏血，胎动不安 治肝肾亏虚之妊娠漏血，常与菟丝子、续断等配伍，如补肾安胎饮；治肝肾亏虚之胎动不安、腰痛如坠，与续断研末，枣肉为丸服，如杜仲丸，亦可与菟丝子、阿胶等补肝肾、安胎药配伍。

【用量用法】 6～10g。

【禁忌】 凡有外邪或湿火炽盛者禁用。

桑上寄生 sāngshàngjìshēng

【本经】 味苦平。主腰痛，小儿背强，痈肿，安胎，充肌肤，坚发齿，长须眉。其实明目、轻身通神。一名寄屑，一名寓木，一名宛童。生山谷。

【形态】 寄生于桑树上，叶圆而微尖，质厚而柔。

【性味】 苦，平。

【归经】 入肾、心、脾经。

【经义】 《开宝本草》记载本品"味苦、甘，平，无毒"。本品味苦、甘，性平，为补肾益血之药。肾主骨，发为血之余，苦入肾，肾得补，则筋骨坚韧，腰痛背强之患除，齿坚、目明，身体活泼轻捷。本品味甘能补血，且寄生桑上，有生生之义，禀桑之余气，养血固肾，故主安胎，充肌肤，长须眉，血足痈肿自愈。

【现代功效】 祛风湿，补肝肾，强筋骨，安胎元。

【临床应用】

1. 风湿痹证 治痹证日久，伤及肝肾，腰膝酸软，筋骨无力者尤宜，配独活、杜仲、牛膝、桂心等同用，如独活寄生汤。

2. 崩漏经多，妊娠漏血，胎动不安 治肝肾亏虚，月经过多，崩漏，妊娠下血，胎动不安者，配阿胶、续断、当归等，如桑寄生散；或配阿胶、续断、菟丝子，如寿胎丸。

【用量用法】 9～15g。

【禁忌】 有外邪实火者勿用。

【参考】 现名桑寄生。

女贞实 nǚzhēnshí

【本经】 味苦平。主补中，安五脏，养精神，除百疾。久服肥健、轻身不老。生川谷。

【形态】 长椭圆形，微弯似肾，熟则紫黑色。

【性味】 苦，平。

【归经】 入肝、肾经。

【经义】 女贞子《本经》云味苦平，《名医别录》加味甘。甘能和中，故主补中。女贞子凌冬不凋，得天地至阴之气，气薄味厚而寒，故能入肾，益阴除热，滋养木脏。肾为先天之本，肾得所养，则五脏自安，精神充沛，百病不生，故能安五脏，养精神，除百疾。百疾不生，身体健壮，故古人认为"久服肥健、轻身不老"。

【现代功效】 滋补肝肾，明目乌发。

【临床应用】

肝肾阴虚证 治肝肾阴虚所致的目暗不明、视力减退、须发早白、眩晕耳鸣、失眠多梦、腰膝酸软、遗精、消渴及阴虚内热之潮热、心烦等，常与墨旱莲配伍，即二至丸；治阴虚有热，目微红羞明，眼珠作痛者，常与生地黄、石决明、谷精草等滋阴清肝明目药配伍；治肾阴亏虚消渴者，常与生地黄、天冬、山药等滋阴补肾药配伍；治阴虚内热之潮热心烦者，常与生地黄、知母、地骨皮等养阴清虚热药配伍。

【用量用法】 6～12g。

【禁忌】 脾胃虚寒作泄，阴虚无热者勿用。

苏核 sūhé

【本经】 味甘温。主心腹邪结气，明目，目赤痛伤泪出。久服轻身益气不饥。生川谷。

【形态】 苏核色紫赤，圆扁有纹，大如五味子，药用破壳取仁。其形略似杏仁而小。

【性味】 甘，温。

【归经】 入脾、肝、肾经。

【经义】 味甘气温入脾，兼入肝、肾，心腹为太阴之位。本品甘补脾胃，温行气血，故主心腹邪结气。肝开窍于目，肾精上注于目，苏核能滋养肝肾，故主明目以及目赤痛伤泪出。邪祛正复，故古人认为"久服轻身益气不饥"。

【禁忌】 有实火及外邪者忌用。

藕实茎 ǒushíjīng

【本经】 味甘平。主补中养神，益气力，除百疾。久服轻身耐老，不饥延年。一名水芝丹。生池泽。

【形态】 莲子鲜者柔软，干则坚实，外有薄皮暗赤色，中有青芽，即莲子心。

【性味】 甘，平。

【归经】 入心、脾、胃、肾、大肠经。

【经义】 甘平清香，得中正之土，为食养之品，醒脾和胃，长肌固泄，故主补中养神，益气力，除百疾。久服气血充盛，故被古人认为能养生延年。

【参考】 即藕。

大枣 dàzǎo

【本经】 味甘平。主心腹邪气，安中养脾，助十二经，平胃气，通九窍，补少气少津液，身中不足，大惊，四肢重。和百药。久服轻身长年。叶覆麻黄，能令出汗。生平泽。

【形态】 赤褐色，有光泽，椭圆形之果实。外皮有皱纹，肉黄白色，有扁平卵圆形核仁。

【性味】 甘，平。

【归经】 入脾、胃经。

【经义】 大枣甘能补中，中气足则能逐邪，故主心腹邪气。味甘肉厚，故主安中养脾。十二经皆即受津液于脾胃，脾胃盛则十二经皆充，故能助十二经，平胃气，通九窍。脾胃健则气足津生，故主少气少津液。脾为后天之本，统一身之血，脾气补，则周身之气无不补。大枣甘平益脾肺，身中气血和，自无不足之症。气血足则神安，所以定大惊。脾主四肢，脾气充则四肢自轻。甘平解毒，故和百药。气充血足，故古人认为"久服轻身长年"。叶发汗作用胜过麻黄。

【现代功效】 补中益气，养血安神。

【临床应用】

1. 脾虚证 治脾气虚弱，消瘦，倦怠乏力，便溏，可单用；若气虚乏力较甚者，与人参、白术等补脾益气药配伍。

2. 脏躁，失眠证 治脏躁神志不安，常与甘草、小麦配伍，以养心宁神，即甘麦大枣汤。

此外，本品有缓和药物毒烈之效，如《伤寒论》十枣汤、《金匮要略》葶苈大枣泻肺汤，即用之缓和甘遂、大戟、芫花、葶苈子的毒烈之性。

【用量用法】 6～15g。

【禁忌】 凡中满，湿热者忌用。

葡萄 pútáo

【本经】 味甘平。主筋骨湿痹，益气倍力，强志，令人肥健耐饥，忍风寒。久服轻身不老延年。可作酒。

【形态】 葡萄为浆果，椭圆形，或圆形，外皮绿色，生紫晕，别有紫黑白诸色。

【性味】 甘，平。

【归经】 入心、脾经。

【经义】 葡萄味甘平，微酸，质润多液，能入肝肾以滋养筋骨，故主筋骨湿痹。味甘性平，故能养脾胃，益气血，故益气倍力，强志，令人肥健。葡萄之汁，可酿为酒。

【禁忌】 无大禁忌。

【参考】 现代多作水果食用。

蓬蘽 pénglěi

【本经】 味酸平。主安五藏，益精气，长阴令坚，强志倍力，有子。久服轻身不老。一名覆盆。生平泽。

【形态】 子为小粒，生则色绿，熟则暗红。

【性味】 酸，平。

【归经】 入肝、脾、肾经。

【经义】 本品味酸，能收涩耗散之阴气，五脏属阴，阴得所藏，则五脏安而精气益。肾主藏精，精益则肾气坚，故长阴、强志、倍力、有子、耐老。

【禁忌】 小便不利者，阳强，火赤者勿用。

鸡头实 jītóushí

【本经】 味甘平。主湿痹，腰脊膝痛，补中，除暴疾，益精气，强志，令耳目聪明。久服轻身不饥，耐老神仙。一名雁喙实。生池泽。

【形态】 圆形之种子，外赤内白色。

【性味】 甘，平。

【归经】 入脾、肾经。

【经义】 脾主四肢肌肉，肾主骨，腰为肾之府，本品入脾以祛湿，入肾以涩精固气，故能治湿痹，腰脊膝痛。脾主中州，益脾故能补中。暴疾多属火，本品得水土之阴而能抑火，故主除暴疾。肾藏精与志，本品平补肾气，故能益精，强志，令人耳目聪明。诸疾不生，故古人认为其能"轻身不饥，耐老延年"。

【现代功效】 益肾固精，健脾止泻，除湿止带。

【临床应用】

1. 遗精，滑精 治肾虚不固之腰膝酸软，遗精，滑精者，常与金樱子相须而用，如水陆二仙丹；亦可与莲子、莲须、牡蛎等配伍，如金锁固精丸。

2. 脾虚久泻 用治脾虚湿盛，久泻不愈者，常与白术、茯苓、扁豆等健脾渗湿药同用。

3. 带下证 治脾肾两虚之带下清稀，常与党参、白术、山药等药同用，以补脾益肾、固涩止带；治湿热带下，则配伍黄柏、车前子等同用，以清热除湿止带，如易黄汤。

【用量用法】 9～15g。

【禁忌】 小便不利者勿用。

【参考】 现代称芡实。

胡麻 húmá

【本经】 味甘平。主伤中虚羸，补五内，益气力，长肌肉，填髓脑。久服轻身不老。一名巨胜。叶名青蘘。青蘘，味甘寒。主五脏邪气，风寒湿痹，益气，补脑髓，坚筋骨，久服耳目聪明，不饥不老增寿。巨胜苗也。

【形态】 扁平细小种子，有黑、白、褐三种，黑者尤良。

【性味】　甘，平。

【归经】　入脾、肝、肾、肺经。

【经义】　胡麻气味甘平而质润，能补益精液，润泽脏腑，故主伤中虚羸，补五内，益气力，长肌肉，填髓脑，故古人认为久服耳目聪明，不饥不老增寿。青蘘即胡麻叶苗，故主治与胡麻相近，但叶轻浮外达，润泽宣发，故主邪气，风寒湿痹。

【现代功效】　补肝肾，益精血，润肠燥。

【临床应用】

1. 精血亏虚证　治精亏血虚，肝肾不足引起的头晕眼花、须发早白、四肢无力等症，常与桑叶配伍，即桑麻丸；亦常与巴戟天、熟地黄等补肾益精养血药配伍，用以延年益寿。

2. 肠燥便秘　治血虚精亏之肠燥便秘，可单用，或与肉苁蓉、苏子、火麻仁等润肠通便药配伍。

【用量用法】　9～15g。

【禁忌】　大便滑泻者禁用。

【参考】　现代称芝麻或脂麻。

麻蕡 máfén

【本经】　味辛平。主五劳七伤，利五脏，下血寒气，多食令见鬼狂走，久服通神明轻身。一名麻勃。麻子，味甘平，主补中益气，久服肥健。不老神仙。

【形态】　为一年生草本，入药用雌麻之花苞及绿萼，名麻蕡；成熟之种子，灰白色圆球形之小坚果，有光泽，脂肪极多，名麻仁。

【性味】　辛，平。

【归经】　麻蕡入肺、肝经；子入脾、胃、大肠经。

【经义】　麻蕡，味辛性平，辛能散结祛风，风去则五脏可无偏胜，故能利五脏，主五劳七伤，使下血止，寒气除。本品有麻醉性，多食能扰乱五脏，使人精神失常，故多食则妄见而狂走。所谓久服通神明轻身者，此乃指服适当之量，有安神保健之功。麻子仁味甘性平，能入脾补血，血旺则肌肉自得丰盈，血气充足，肌肥体健，故被古人认为能耐老延年。

【现代功效】　润肠通便。

【临床应用】

肠燥便秘　治老人、产妇及体弱津血不足之肠燥便秘，可单用煮粥服，亦可配伍白术，补中有通，泻中有补，以补气健脾，润肠通便；或配当归、熟地黄、杏仁等，以补血润肠，如益血润肠丸；或配伍麦冬，以养阴生津，润燥通便；治肠胃燥热、脾约便秘之证，可配伍大黄、厚朴等，如麻子仁丸。

【用量用法】　10～15g。

【禁忌】　身体过弱者，忌用麻蕡。大便滑泻者，忌用麻仁。

【参考】　大麻子的种仁，现代称火麻仁。

冬葵子 dōngkuízǐ

【本经】　味甘寒。主五藏六腑寒热羸瘦，五癃，利小便。久服坚骨长肌肉，轻身延年。

【形态】　灰黑色扁圆形之种子。

【性味】　甘，寒。

【归经】　入胃、大肠、小肠、膀胱经。

【经义】　本品甘寒滑利，滑可去著，润燥利窍而去结，故主五癃而利小便。小便利，五癃通，邪去则荣卫通畅，故主脏腑寒热，羸瘦等病。又甘寒能清热，滑利能祛湿，湿热之邪去，正气恢复，则筋骨坚，肌肉长，故古人认为其能"轻身延年"。

【现代功效】　利尿通淋，下乳，润肠。

【临床应用】

1. 淋证，水肿　治热淋涩痛，可与萹蓄、海金沙、车前子同用；治水肿胀满，小便不利，与茯苓、猪苓、泽泻等相伍。

2. 乳汁不通，乳房胀痛　治产后乳汁不通，乳房胀痛可与穿山甲、王不留行等通乳之品同用。

3. 便秘　治肠燥便秘，可与润肠之郁李仁、杏仁、桃仁等同用。

【用量用法】　煎服，3～9g。

【禁忌】　虚证无凝滞者禁用。

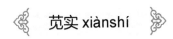

苋实 xiànshí

【本经】　味甘寒。主青盲明目，除邪，利大小便，去寒热。久服益气力，不饥轻身。一名马苋。生川泽。

【形态】　苋菜之实，为细小颗粒种子，色黑。

【性味】　甘，寒。

【归经】　入脾、肝、大肠、膀胱经。

【经义】　肝经风热上攻于目，则目生翳障以致青盲。本品味甘性寒，能祛肝经风热，故治青盲而能明目。性滑利，能荡涤热邪结聚，通利二便，二便利，则寒热自去。邪气祛，正气恢复，故古人认为"久服益气力，不饥轻身"。

【禁忌】　目疾之不因于实热者勿用。

【参考】　与青葙子同类异种，功效亦相近。

白瓜子 báiguāzǐ

【本经】　味甘平。主令人悦泽，好颜色，益气不饥。久服轻身耐老。一名水芝。

【形态】　即冬瓜子，色白。

【性味】　甘，平。

【归经】　入脾、胃、肺、大肠经。

【经义】　本品味甘性平而质润，能入脾补血，滋肺润肠，故服后能使人肌肤润泽，颜色美好，气力充沛，精神活泼，年少耐老。

苦菜 kǔcài

【本经】　味苦寒。主五藏邪气，厌谷胃痹。久服安心益气，聪察少卧，轻身耐老。一名茶草，一名选。生川谷。

【形态】　多年草本，边缘有不规则的尖齿，灰绿色。

【性味】　苦，寒。

【归经】　入胃经。

【经义】　邪热伏于阳明，耗伤津液，则为厌谷胃痹，五脏皆受其害。本品苦能降火，寒可胜热，故能主之。邪去正复，故被古人认为"久服安心益气，聪察少卧，轻身耐老"。

【参考】　此为白花败酱，是败酱草的来源之一，功用详见败酱。

龙骨 lónggǔ

【本经】　味甘平。主心腹鬼疰，精物老魅，咳逆，泄利脓血，女子漏下，癥瘕坚结，小儿热气惊痫。齿，主小儿大人惊痫，癫疾，狂走，心下结气，不能喘息，诸痉，杀精物。久服轻身，通神明，延年。生山谷。

【形态】　古代动物骨骼化石，为白色不透明之矿物，形如骨状。

【性味】　甘，平。

【归经】　入肝、胆、肾、心、大肠经。

【经义】　阴气为祟，多见恶梦不安而妄见等精神症状。龙骨禀阳气之盛，故能制阴。邪气乘于上焦则为咳逆，袭于下焦则为泻痢脓血及女子漏下，停滞不通则为癥瘕坚结，小儿阳虚则热而发为惊痫。龙骨甘涩性平，甘能补血，涩能敛气，质重而镇潜，则血得补，心肝脾之阳气生，阴气退，气得敛，则不致上乘下袭而归元，故能主上述诸证。齿惟镇惊安魂魄，故主小儿大人惊痫，癫疾，狂走，心下结气，不能喘息，诸痉等。精敛神藏，故古人认为轻身延年、神志清明。

【现代功效】　镇惊安神，平肝潜阳，收敛固涩，收湿敛疮。

【临床应用】

1. 心神不宁，心悸失眠，惊痫癫狂　治心神不宁，心悸失眠，健忘多梦等症，可与石菖蒲、远志等同用，或与酸枣仁、朱砂等安神之品配伍；治痰热内盛，惊痫抽搐，癫狂发作，多与牛黄，胆南星、钩藤等化痰及息风止痉药配伍。

2. 肝阳眩晕　治肝阴不足，肝阳上亢所致的头晕目眩、急躁易怒等症，常与代赭石、生牡蛎、生白芍等滋阴潜阳药同用，如镇肝熄风汤。

3. 滑脱诸证　可治自汗、盗汗、遗精、滑精、遗尿、尿频、崩漏、带下等多种正虚滑脱之证；治肾虚遗精、滑精，多与芡实、沙苑子、牡蛎等配伍，如金锁固精丸；治心肾两虚之小便频数，多与桑螵蛸、龟甲、茯神等配伍，如桑螵蛸散；治气虚不摄，冲任不固之崩漏、带下，可与黄芪、乌贼骨、五味子等配伍，如固冲汤；治表虚自汗、阴虚盗汗，常与黄芪、牡蛎、浮小麦等配伍。

4. 湿疮湿疹，疮疡溃后不敛　治湿疮流水、湿疹瘙痒，多配伍牡蛎研粉外敷；治疮疡溃久不敛，与枯矾等份，共研细末，掺敷患处。

【用量用法】　煎服，15～30g，打碎先煎。

【禁忌】　泄泻、肠澼、崩漏诸证，由于热郁积滞者勿用。

麝香 shèxiāng

【本经】 味辛温。主辟恶气，杀鬼精物，温疟，蛊毒痫痉，去三虫。久服除邪，不梦寤魇寐。生川谷。

【形态】 麝之香囊在其脐与阴部之间，内有分泌物，即麝香。其香峻烈，紫黑微黄，其中凝成颗粒为当门子，尤佳。

【性味】 辛，温。

【归经】 入心、脾经。

【经义】 麝其香在脐，为诸香之冠，故能辟一切秽恶不正之气，去三虫。且本品以祛邪为主。魇寐是当熟寐时，心气闭塞而成，麝香芳香通闭，故能主之。

【现代功效】 开窍醒神，活血通经，消肿止痛。

【临床应用】

1. 闭证神昏 用治热陷心包证、痰热内蒙心窍、小儿惊风及中风痰厥等热闭证，常配伍牛黄、珍珠、冰片等组成凉开之剂，如安宫牛黄丸、紫雪丹、至宝丹等；若因寒痰水湿闭阻心窍之寒闭神昏，常配伍苏合香、安息香、檀香等药组成温开之剂，如苏合香丸。

2. 疮疡肿毒，瘰疬痰核，咽喉肿痛 用治上述诸症，内服、外用均有良效。治疮疡肿毒，常与雄黄、乳香、没药等同用，如醒消丸、牛黄醒消丸等；治咽喉肿痛，可与牛黄、蟾酥、珍珠等配伍，如六神丸。

3. 血瘀经闭，癥瘕，跌打损伤，风湿痹痛 治疗血瘀重证，可与水蛭、虻虫、三棱等破血消癥药配伍，如化癥回生丹。瘀血阻滞于头面、心脉、四肢或胞宫等处皆可配伍活血祛瘀药，不论内服、外用皆有良效，如治疗心腹暴痛之麝香汤；治瘀血头痛的通窍活血汤；治跌打损伤的七厘散、八厘散；治风寒湿痹证的麝香止痛膏等。

4. 难产，死胎，胞衣不下 治难产，死胎，胞衣不下，与肉桂为散，如香桂散。

【用量用法】 0.03～0.1g，多入丸散用。外用适量。

【禁忌】 孕妇禁用。

熊脂 xióngzhī

【本经】 味甘微寒。主风痹不仁筋急，五脏腹中积聚，寒热羸瘦，头疡白秃，面皯疱。久服强志不饥轻身。生山谷。

【形态】 熊的肉脂。

【性味】 甘，微寒。

【归经】 入脾、肾、肺、肝经。

【经义】 上述各证，因阴寒风邪内扰所致。熊脂味甘寒能补血养阴，且脂多润，兼能祛风杀虫，故能主上述诸证。

【参考】 本品有名未用。

白胶 báijiāo

【本经】 味甘平。主伤中劳绝，腰痛羸瘦，补中益气，妇人血闭无子，止痛安胎。久服轻身延年。一名鹿角胶。

【形态】　无色半透明胶质体，用牡鹿头角所制成，劣品有腥臭味。

【性味】　甘，平。

【归经】　入肾、心、肝、脾经。

【经义】　中气因七情而伤，经脉因劳顿而绝，本品甘平滋润，故能主伤中劳绝。鹿角胶善补督脉，则腰痛可治；胶能益髓，则羸瘦可治；甘能补中气，滋能益肾气，鹿性纯阳，角俱坚刚，胶质润下，能补阳气，和经脉，故治妇人血闭无子。补冲脉血海，故止痛安胎。

【现代功效】　温补肝肾，益精养血。

【临床应用】

1. 肝肾不足之腰膝酸冷，阳痿遗精，虚劳羸瘦　与山药、杜仲等同用。

2. 出血证　用于崩漏下血，便血尿血等，与地榆、槐花等同用。

3. 阴疽肿痛　可与当归、黄芪等同用。

【用量用法】　3～6g，烊化兑服。

【禁忌】　凡阳盛有实火者禁用。

【参考】　现代名鹿角胶。

阿胶 ējiāo

【本经】　味甘平。主心腹内崩劳极，洒洒如疟状，腰腹痛，四肢酸疼，女子下血，安胎。久服轻身益气。一名传致胶。

【形态】　琥珀色半透明质胶状体，无臭。

【性味】　甘，平。

【归经】　入肝、肾、脾、肺经。

【经义】　心腹为太阴经行之地，内崩劳极，多由于脾血不统所致，阴虚则内气馁而洒洒恶寒如疟状。阿胶味甘质润，能益脾阴，所以主之。腰腹为藏阴之处，阴虚则空痛，四肢为脾所主，血失所养则生酸痛。脾血不统，女子则为下血，胎失血养则不安，阿胶益脾养血，故并主之。阿胶补养，气血充足，恢复健康，故被古人认为久服轻身益气。

【现代功效】　补血滋阴，润燥，止血。

【临床应用】

1. 血虚证　治血虚萎黄、眩晕、心悸等，尤宜于失血所致血虚证，可单用或与当归、熟地黄、黄芪等配伍。

2. 阴虚证　治热病伤阴之心烦不眠，与黄连、黄芩、鸡子黄等配伍，以滋阴降火安神，如黄连阿胶汤；治阴虚风动，手足瘛疭，与龟甲、白芍、牡蛎等配伍，以滋阴息风，如大定风珠；治温燥伤肺，干咳无痰，鼻燥咽干，与麦冬、桑叶、苦杏仁等配伍，如清燥救肺汤；治肺阴虚兼有热证，症见咳嗽气喘，咽喉干燥，痰中带血，与牛蒡子、马兜铃、苦杏仁等配伍，如补肺阿胶汤。

3. 出血证　尤宜于失血兼见血虚、阴虚者，可单用，或随证配伍。治阴虚血热吐衄，与生地黄、蒲黄等配伍，如生地黄汤；治肺破嗽血，与人参、天冬、白及等配伍，如阿胶散；治妊娠尿血，可单味炒黄为末服；治便血如下豆汁，与当归、赤芍等配伍，如阿胶芍药汤。

【用量用法】 3～9g。烊化兑服。

【禁忌】 脾胃薄弱，溏泻、呕吐、消化不良者勿用。

【参考】 山东古东阿县有阿井，其水清重，较其旁诸水重十分之一二，吸其水煎乌驴皮成胶，故名阿胶。

❖ 石蜜 shímì ❖

【本经】 味甘平。主心腹邪气，诸惊痫痉，安五脏诸不足，益气补中，止痛解毒，除众病，和百药。久服强志轻身，不饥不老。一名石饴，生山谷。

【形态】 淡黄色浓稠液体。

【性味】 甘，平。

【归经】 入心、肺、脾、胃、大肠经。

【经义】 本品味甘属土，滋养阳明中土，则上下心腹之正气和，故主心腹邪气。心神内虚，见诸惊痫痉，蜂蜜由花心酿成，能和心主之神，故能主之。甘为土化，五脏诸不足，补之以甘。甘味益脾，脾和则谷纳，所以益气补中。蜜得甘之正味，甘能缓急和中止痛调百药，故能止痛解毒，和百药以除众病。五脏得以滋养，邪气得以祛除，正气得以恢复，故被古人认为延年养生。

【现代功效】 补中，润燥，止痛，解毒；外用生肌敛疮。

【临床应用】

1. 中虚脘腹挛急疼痛 本品既可补中，又可缓急止痛，治中虚脘腹疼痛，腹痛喜按，空腹痛甚，食后稍安者，标本兼顾，单用有效，或与白芍、甘草等补中缓急止痛药配伍。尤多作为补脾益气丸剂、膏剂的赋形剂，或作为炮炙补脾益气药的辅料。

2. 肺虚燥咳及肠燥便秘 治肺虚燥咳、干咳略血，常与人参、茯苓、生地黄等配伍，如琼玉膏；治肠燥便秘，单用本品冲服，或与当归、黑芝麻、何首乌等配伍。因其有润肺止咳之效，尤多作为炮炙止咳药的辅料，或作为润肺止咳类丸或膏剂的赋形剂。

3. 解乌头类药毒 与乌头类药物同煎，可降低其毒性。服乌头类药物中毒者，大剂量服用，有一定解毒作用。

【用量用法】 15～30g。

【禁忌】 脾寒泄泻及有湿邪中满者禁用。

【参考】 即蜂蜜。

❖ 蜂子 fēngzǐ ❖

【本经】 味甘平。主风头，除蛊毒，补虚羸，伤中。久服令人光泽，好颜色，不老。大黄蜂子，主心腹胀满痛，轻身益气。土蜂子，主痈肿。一名蜚零。生山谷。

【形态】 蜜蜂之幼虫。

【性味】 甘，平。

【归经】 入肝、脾、肾经。

【经义】 蜂子味甘性平，甘能缓急，故能祛头风除邪，和解心腹满痛及痈肿。又味甘能补脾益血，故能补虚羸伤中。虚羸得补，气血充足，身体强健，自然肌肤润泽，颜色美好。

土蜂子，功能解毒消肿，故主痈肿。

【参考】　本品有名未用。

蜜蜡 mìlà

【本经】　味甘微温。主下利脓血，补中，续绝伤，金疮，益气，不饥耐老。生山谷。

【形态】　蜜蜂腹部之分泌物，以采蜜后之蜂巢加热提炼而成。

【性味】　甘，微温。

【归经】　入脾、胃、大肠经。

【经义】　本品味甘性温而质涩，甘温可和中益气养血，质涩可以固脱，故治下利脓血，补中，续绝伤。外可保护疮口，定痛生肌，故能治金疮。所云不饥耐老者，系古人逢荒年，常以蜡和其他物品同食使其消化缓慢以度饥饿，延长生命的暂时办法，不可经常如此。

【禁忌】　凡有湿滞痰瘀者禁用。

牡蛎 mǔlì

【本经】　味咸平。主伤寒寒热，温疟洒洒，惊恚怒气，除拘缓，鼠瘘，女子带下赤白。久服强骨节，杀邪鬼，延年。一名蛎蛤。生池泽。

【形态】　扁圆形作不正叶状之贝壳，外呈灰褐色，内作乳白色，有光泽。

【性味】　咸，平。

【归经】　入肾、肝、胆经。

【经义】　凡病起于太阳，皆因伤寒传入少阳，则为寒热往来，先热后寒，为之温疟。皮毛微寒，谓之洒洒，牡蛎禀寒水之精而为咸，具坚刚之质而气平，能达太阳之气，利于肌表，故能主之。惊恚怒气，其主在心，其发在肝，牡蛎得金气以平木，得水味以济火，故能主之。拘为筋急，缓为筋缓，为肝之病，鼠瘘（瘰疬）为少阳火郁之病，牡蛎平以制风，寒以胜火，咸以软坚，故皆主之。牡蛎煅用性涩，能固下焦崩带，故能主女子带下赤白。质重气平，有镇降之力，故能治诸如狂乱等精神症状。邪去正复，身体康健，故古人认为本品可"久服强骨节，延年"。

【现代功效】　益阴潜阳，软坚散结，收敛固涩，制酸止痛。

【临床应用】

1. 肝阳上亢，头晕目眩　多用治水不涵木，阴虚阳亢，眩晕耳鸣之证，常与龟甲、龙骨、牛膝等滋阴平肝潜阳之品同用，如镇肝熄风汤；配伍生龙骨、生赭石、生地黄、生白芍、怀牛膝等，即建瓴汤。

2. 痰核，瘰疬，癥瘕积聚　善治痰火郁结之痰核、瘰疬，常与浙贝母、玄参、夏枯草等配伍，如消瘰丸；亦用治各种癥瘕痞块，常与鳖甲、丹参、莪术等配伍，以消癥散结。

3. 滑脱诸证　常与煅龙骨同用，配合补虚药治疗自汗、盗汗、遗精、遗尿、尿频、崩漏、带下等多种正虚不固，滑脱之证，如牡蛎散、固冲汤。

4. 胃痛泛酸　治胃痛泛酸，常与乌贼骨、浙贝母共为细末，内服取效。

【用量用法】　9～30g，先煎。

【禁忌】　凡阳虚有寒者禁用。

龟甲 guījiǎ

【本经】 味咸平。主漏下赤白，破癥瘕，痎疟，五痔阴蚀，湿痹，四肢重弱，小儿囟不合。久服轻身不饥。一名神屋。生池泽。

【形态】 龟之腹部厚甲，椭圆形。

【性味】 咸，平。

【归经】 入肾、心、肝、脾经。

【经义】 龟专行任脉，上通心气，下通肾经，禀北方之气而生，乃阴中至阴之物，善能补阴，故主女子漏下赤白，四肢重弱，小儿囟不合。疟而至于癥瘕，是湿热之邪，已痼结阴分，火结大肠则生五痔，龟甲咸可软坚散结，故均主之。湿热下注，则患阴蚀；湿胜不行，则成湿痹，龟甲咸能补肾，功善补阴，可主阴蚀、湿痹之虚实夹杂者。龟甲培补之功，身体转健，元气恢复，故古人认为"久服轻身不饥"。

【现代功效】 滋阴潜阳，益肾强骨，养血补心，固经止崩。

【临床应用】

1. 肝肾阴虚证 治阴虚阳亢头目眩晕之证，常与天冬、白芍、牡蛎等配伍，如镇肝熄风汤；治阴虚内热，骨蒸潮热，盗汗遗精者，常与熟地黄、知母、黄柏等滋阴降火药配伍，如大补阴丸；治阴虚风动，神倦瘛疭者，宜与阿胶、鳖甲、生地黄等配伍，如大定风珠。

2. 肾虚筋骨痿弱 治肾虚之筋骨不健，腰膝酸软，步履乏力及小儿鸡胸、龟背、囟门不合诸症，常与熟地黄、知母、黄柏、锁阳等配伍，如虎潜丸；治小儿脾肾不足，阴血亏虚，发育不良，出现鸡胸、龟背者，常与紫河车、鹿茸、山药等补脾益肾、益精养血药配伍。

3. 阴血亏虚之惊悸、失眠、健忘 治阴血不足，心肾失养之惊悸、失眠、健忘，常与石菖蒲、远志、龙骨等配伍，如枕中丹。

此外，治阴虚血热，冲任不固之崩漏、月经过多，常与地黄、黄芩、地榆等滋阴清热、凉血止血药配伍。

【用量用法】 9～24g，先煎。

【禁忌】 阳虚脾弱，有外邪者勿用。

【参考】 古时上下甲皆用，至《日华子本草》只用下甲，现上下甲皆用。

桑螵蛸 sāngpiāoxiāo

【本经】 味咸平。主伤中，疝瘕阴痿，益精生子，女子血闭腰痛，通五淋，利小便水道。生桑枝上，采蒸之。一名蚀肬。

【形态】 即螳螂壳，以桑树上者为佳，形如蚕茧，轻松而较大，色黄褐。

【性味】 咸，平。

【归经】 入肝、肾、膀胱经。

【经义】 本品性平补中，故主伤中。味咸入肾，能固肾气，故主男子阴痿，益精生子。咸入血，能软坚散结，故治疝瘕及女子血闭腰痛。肾与膀胱相表里，肾气固，则膀胱气化通畅，故通五淋，利小便水道。

【现代功效】 固精缩尿，补肾助阳。

【临床应用】

1. 遗精滑精，遗尿尿频，白浊　治肾虚遗精、滑精，常与龙骨、五味子、制附子等温肾固涩之品同用；治小儿遗尿，可单用为末，米汤送服；治心神恍惚，小便频数，遗尿，白浊，可配伍远志、龙骨、石菖蒲等药，共起调补心肾，固涩止遗之功。

2. 阳痿　治肾虚阳痿，常与鹿茸、肉苁蓉、菟丝子等补肾壮阳药同用。

【用量用法】　5～10g。

【禁忌】　火盛者勿用。

中　品

雄黄 xiónghuáng

【本经】　味苦平。主寒热，鼠瘘，恶疮疽痔，死肌，杀精物，恶鬼，邪气，百虫毒，胜五兵。炼食之，轻身神仙。一名黄金石。生山谷。

【形态】　以形状如丹砂，如鸡冠者为真品。

【性味】　苦，平（温）。

【归经】　入肝、胃经。

【经义】　雄黄味苦，性温有毒，气味俱厚，禀纯阳之气，苦能燥湿，温能祛寒行气血，故治阴邪浊恶滞于肌肉所致之寒热、鼠瘘、恶疮、痛疽、痔疮、腐肉死肌。其杀虫毒之功最宏，故用治诸邪之证。炼食之，轻身神仙，乃方士之说，不可信也。

【现代功效】　解毒杀虫，燥湿祛痰，截疟。

【临床应用】

1. 痈肿疔疮，湿疹疥癣，虫蛇咬伤　治痈肿疔毒，可单用或入复方，常与白矾等份研末外用，如二味拔毒散；治痈疽肿毒，坚硬疼痛，配乳香、没药、麝香为丸，如醒消丸，以陈酒送服；治疥癣，常与黄连、松脂、发灰为末，猪脂为膏外涂患处；诸疮有腐肉，不能去除者，以雄黄与巴豆配伍，解毒杀虫祛腐，如雄黄散。治虫蛇咬伤，轻者单用本品香油调涂；重者内外兼施，与五灵脂共研细末，酒调灌服，并外敷局部。

2. 虫积腹痛　治蛔虫腹痛，与牵牛子、槟榔等同用，如牵牛丸；治蛲虫肛门瘙痒，配蛇床子、冰片等，共研细末，用凡士林调膏，外涂局部。

本品内服能祛痰截疟。治癫痫，与胆南星等共研细末为丸服用；治疟疾，配瓜蒂、赤小豆等，以吐为度。

【用量用法】　0.05～0.1g，入丸散用。外用适量，熏涂患处。

【禁忌】　孕妇忌服，乳儿慎用，阴虚血亏、外感实热者，忌服。

【参考】　本品多作外用，内服中病乃已，忌火煅，古人佩雄黄于身上出行，谓能防疫。

雌黄 cíhuáng

【本经】　味辛平。主恶疮头秃痂疥，杀毒虫虱，身痒，邪气，诸毒。炼之久服轻身，增年不老。生山谷。

雌黄、雄黄同产，但以山阳、山阴受气不同分别，古代服食家重视雄黄，取其得雄黄之精，雌黄则兼有阴气，故不重视，两者功效相近，惟雌黄效力稍逊。

石流黄 shíliúhuáng

【本经】　味酸温。主妇人阴蚀，疽痔恶血，坚筋骨，除头秃，能化金银铜铁奇物。生山谷中。

【形态】　半透明鲜艳黄色石块状物。

【性味】　酸，温。

【归经】　入肾、大肠经。

【经义】　硫黄酸温，得火之精，补元阳，故能坚筋骨，除恶血，寒凝不散及寒性阴疽。妇人阴蚀，皆下焦阴分之湿所生，硫黄性热，可燥湿杀虫，故能治阴蚀，除头秃。"能化金银铜铁奇物"，是炼丹师之语，不足信。

【现代功效】　外用解毒杀虫疗疮；内服补火助阳通便。

【临床应用】

1. 疥癣，湿疹，阴疽疮疡　治疥癣，单用研末，将疥抓破，干敷局部，如硫黄散；治湿疹，麻油调涂患处或配风化石灰、铅丹、轻粉研末，猪油调涂，如如圣散；治痈疽疮疡，可配雄黄、白矾、麝香等研末，少许敷患处；治阴痒，可单用，或配蛇床子、枯矾等杀虫燥湿止痒药同用。

2. 阳痿，虚寒哮喘，虚冷便秘　治肾虚阳痿，常与鹿茸、补骨脂、蛇床子等药煎服。若肾不纳气虚寒哮喘，配附子、肉桂、沉香等药煎服，如黑锡丹；治虚冷便秘，常配制半夏同用，如半硫丸。

【用量用法】　调涂敷患处。内服 1.5～3g，炮制后入丸散服。

【禁忌】　阴虚体质忌服。

水银 shuǐyín

【本经】　味辛寒。主疥瘙痂疡白秃，杀皮肤中虱，堕胎，除热。杀金银铜锡毒，熔化还复为丹。久服神仙不死。生平土。

【形态】　有流动性之金属，色白如银，有光泽，冷之则凝固，热之则挥散。

【性味】　辛，寒。

【归经】　入肝、脾经。

【经义】　水银系朱砂之液，用朱砂烧炼而出，禀至阴之气、沉着之性。味辛性寒而有毒，善杀虫化腐，故能治疥瘙、痂疡、白秃，杀皮肤中虱，以及可堕胎、除热。其杀金银铜锡毒，熔化还复为丹，乃化学作用。久服神仙不死，乃方士之言，不可信。

【用量用法】　内服用制剂，各依制剂规定用量掌握使用。因本品属剧毒药，而炼制规格含量，无一致标准，可参考西药汞剂用量为基础，以防内服外用的中毒。

【禁忌】　孕妇、小儿、老人及体弱营养不良者忌用。

【参考】　水银质重浊而流利，应用时不能直接内服与外用，必要加工制炼，方能使用。且必须要掌握其制剂用量，以防中毒。

石膏 shígāo

【本经】　味辛微寒。主中风寒热，心下逆气惊喘，口干舌焦不得息，腹中坚痛，除邪鬼，产乳，金疮。生山谷。

【形态】 白色结晶状石块，质重，光明润泽，易击碎，煅之，则失去水分，失本来之性。

【性味】 辛，微寒。

【归经】 入胃、肺、三焦经。

【经义】 风为百病之长，风邪袭人，入于腠理则为寒热，传入足阳明胃经，则为热结，见有心下逆气；犯于手少阴心经则发惊，侵入手太阴肺经则作喘，结久耗伤阳明津液，则见口干、舌焦、喉燥、呼吸困难。耗伤过甚，则腹中燥结，坚硬作痛。热气上逆于心包，下结于大肠，发生谵语等精神症状。阳明有热，则乳难。石膏味辛质白，具清金之体，性寒，乃备秋凉之气。金能制风，凉可清热，故能解阳明之肌热而祛风，清肺胃之燥热而保津，故以上诸症可除。外用可治金疮。

【现代功效】 清热泻火，除烦止渴。煅石膏：收湿，生肌，敛疮，止血。

【临床应用】

1. 气分实热证 治外感热病，邪在气分，高热、烦渴、脉洪大等，常与知母相须为用，如白虎汤；若病邪渐入血分，气血两燔而见高热不退、身发斑疹，可与玄参、牡丹皮、栀子等清热凉血药同用，共奏解毒化斑、气血两清之效，如清瘟败毒饮。

2. 肺热喘咳 治热热袭肺之高热、喘咳、气急鼻煽，每与麻黄、杏仁、甘草配伍，以清宣肺热而平喘，如麻杏石甘汤。

3. 胃火牙痛，头痛 治胃火亢盛所致之牙龈肿痛，常与升麻、黄连等配伍，如清胃散；若胃热阴虚，牙痛烦渴者，常与知母、牛膝等配伍，如玉女煎；若治火热上炎之头痛，可与川芎、黄芩配伍，如石膏散。

4. 疮疡不敛，湿疹，烫伤 煅石膏外用，治疮疡溃后不敛，常与升药配伍，如九一丹；治湿热浸淫之湿疹瘙痒，常与黄柏、枯矾等药同用，以清热燥湿止痒；治水火烫伤，常与青黛、黄柏等药同用。

此外，外用尚能止血，用于外伤出血等。

【用量用法】 15～60g，先煎。

【禁忌】 无实热者忌用。

磁石 cishi

【本经】 味辛寒。主周痹风湿，肢节中痛，不可持物，洗洗酸消，除大热烦满及耳聋。一名玄石。生山谷。

【形态】 为黑色磁铁矿之石块，质重而坚。

【性味】 辛，寒。

【归经】 入肝、肾经。

【经义】 磁石色黑能入肾，质重可镇怯，能固肾之精气，敛正气以拒邪气，又辛可祛风，故主周痹风湿酸痛，肢节中痛，不可持物，洗洗酸消。性寒能除热，质重能降逆，故主大热烦满。本品还能降火归肾，故主肾火炎上之耳聋。

【现代功效】 镇惊安神，平肝潜阳，聪耳明目，纳气平喘。

【临床应用】

1. 心神不宁，惊悸失眠，癫痫 治肾虚肝旺，肝火上炎，扰动心神或惊恐气乱，神不守舍所致的心神不宁、惊悸、失眠及癫痫，常与朱砂、神曲同用，如磁朱丸。

2. 头晕目眩 治肝阳上亢之头晕目眩、急躁易怒等症，常与石决明、珍珠、牡蛎等平肝潜阳药同用。

3. 耳鸣，耳聋，目昏 治肾虚耳鸣、耳聋，多与熟地黄、山茱萸、山药等滋肾之品配伍，如耳聋左慈丸；治肝肾不足，目暗不明，视物昏花者，多配伍枸杞子、女贞子、菊花等补肝肾、明目之品。

4. 肾虚喘促 治肾气不足，摄纳无权之虚喘，常与五味子、胡桃肉、蛤蚧等同用。

【用量用法】 9～30g，先煎。

【禁忌】 外感寒热，消化不良，热病之耳聋禁用。

凝水石 níngshuǐshí

【本经】 味辛寒。主身热，腹中积聚邪气，皮中如火烧，烦满。水饮之。久服不饥。一名白水石。生山谷。

【形态】 生于积盐之下，年久结而成石，为清莹有棱之石块，其状为白色或透明之固块。

【性味】 辛（咸），寒。

【归经】 入肺、胃经。

【经义】 身热腹中积聚邪气，皮中如火烧，烦满诸症，皆五脏六腑伏热，淫于内而发于外，《黄帝内经》言："热淫于内，治以咸寒。"本品味辛而咸，性寒无毒，能软坚清热，所以主之。

【现代功效】 清热泻火。

【临床应用】

1. 热病烦渴 治温热病邪在气分，壮热烦渴者，常与石膏、滑石同用，如三石汤。

2. 丹毒，烫伤 治丹毒，可研末与猪胆汁调涂患处；治水火烫伤，研细末撒患处，或配赤石脂等份为末，菜油调敷，如水石散。

此外，本品尚有利尿，消肿作用，治热郁膀胱之小便不利，尿闭，可与滑石、冬葵子等利尿通淋药同用。

【用量用法】 煎服，10～15g。

【禁忌】 虚寒之体勿用。

【参考】 现代称寒水石。

阳起石 yángqǐshí

【本经】 味咸微温。主崩中漏下，破子藏中血，癥瘕结气，寒热腹痛，无子，阴痿不起，补不足。一名白石。生奇山山谷。

【形态】 似刺针状之石块，以白色为佳。灰色、淡绿色次之；有石膏样之光泽。

【性味】 咸，微温。

【归经】 入肾经。

【经义】 阳气不升，女子则为崩中漏下；子藏寒冷，则气血结而为癥瘕。阳起石味咸属阴，气温属阳，阳气升发，则阴气即潜消，故能主之。咸温能散结，故寒热腹痛自除。月事调，能有子。男子肾阳虚弱，此能助阴中之阳，所以主阴痿不起，补不足。

【现代功效】 温肾壮阳。

【临床应用】

阳痿不孕，腰膝酸软 治肾阳不足之阳痿，腰膝酸软，可与山茱萸、淫羊藿、菟丝子等配伍，如加减赞育丹；治宫冷不孕，可与吴茱萸、牛膝等配伍，如阳起石丸。

【用量用法】 入丸散剂，4.5～9g。

【禁忌】 阴虚火旺者禁用。

【参考】 阳起石乃云母之根。

理石 lǐshí

【本经】 味辛寒。主身热，利胃解烦，益精明目，破积聚，去三虫。一名立制石。生山谷。

【形态】 石灰岩之变性，有白色和杂色两种。

【性味】 辛，寒。

【归经】 入胃、大肠、心、肾经。

【经义】 本品味甘而性寒，功能入阳明经，清利肠胃，以平身热，复能入少阴经，交通心肾，以解心烦。心肾交，则精益、目明、肠胃利、积聚消、三虫去。

【禁忌】 胃虚无实热者，禁用。

【参考】 即大理石。

长石 chángshí

【本经】 味辛寒。主身热四肢寒厥，利小便，通血脉，明目去翳眇，下三虫，杀蛊毒。久服不饥。一名方石。生山谷。

【形态】 石类一种，色多白有珠光。

【性味】 辛，寒。

【归经】 入胃、肝、肾经。

【经义】 本品辛能散结，寒能除热，结散热除，则阳气无阻，自能旁达四肢而除寒厥。小便为肾所主，经云："肾者胃之关也。"结热除，则关门自开，而小便通畅，又诸脉皆属于目，邪热解则营卫和谐，诸脉通畅，翳眇自除而目明。至于三虫蛊毒，侵袭人身，必借邪热而作祟，邪热解，身体健壮，三虫等邪气当亦难存，故本品能主治上述各症。

【禁忌】 胃虚无实热者，忌服。

【参考】 李时珍云，长石俗称硬石膏，唐宋诸方，用石膏多用此石。

石胆 shídǎn

【本经】 味酸寒。主明目目痛，金疮，诸痫痓，女子阴蚀痛，石淋，寒热崩中下血，诸邪毒气，令人有子。炼饵服之不老，久服增寿神仙。能化铁为铜、成金银。一名毕石，生山谷。

【形态】 蓝青色透明斜方棱柱状结晶体矿物，有玻璃状光泽。

【性味】 酸（辛），寒。

【归经】 入肝、胆经。

【经义】 肝气盛生风热，上窜于头，则目不明或作痛，外走肌肉，则金疮热赤，不能收口。风热郁久不解，必生风痰内结，阻碍心肾之气化，上阻心阳不宣而发癫痫，下碍肾阳不润，而为阴蚀作痛与石淋。寒热停止中焦，迫气乱窜，血不能随经上下而致崩中下血，使人无子。石胆味酸辛而性寒，酸寒涌泄，辛寒宣热。宣涌兼施则内结之风痰得此而除，诸症亦当从此而愈。盖风痰为害，变动不居每乘正气之虚，协助外入之邪，而施毒气。本品善涌风痰，故主诸邪毒气。所云炼饵服之不老，久服增寿神仙乃古代方士之言，不可信也。

【现代功效】 涌吐，解毒化湿，蚀疮祛腐。

【临床应用】

1. 风痰壅盛，误食毒物　治痰闭心窍所致的癫痫狂乱，可用本品研末，以温醋汤调下取吐；治喉痹喉风，以本品配伍息风化痰的僵蚕共研为末，吹入喉中即吐痰涎，如二圣散；治误食毒物，尚在胃中，用少量胆矾温汤化服，吐后少饮温水，再吐再饮，令胃中毒物完全排出。

2. 口疮，牙疳，风眼赤烂　治口舌生疮，牙疳，鼻疳等头面诸窍火热湿毒证，可以本品煅后研末外敷；治风眼赤烂，则以之煅研，泡汤冲洗。

3. 胬肉，肿毒不溃　治皮肤胬肉疼痛、肿毒不溃，均以本品研细外涂。

【用量用法】 温汤化服，0.1～0.3g。

【禁忌】 体虚之人，忌内服。

【参考】 现代称胆矾。

白青 báiqīng

【本经】 味甘平。主明目，利九窍，耳聋，心下邪气。令人吐，杀诸毒三虫。久服通神明，轻身延年不老。生山谷。

【形态】 形圆如鱼目，色白，碾之则色碧。

【性味】 甘（酸咸），平。

【归经】 入胃、肝、肾经。

【经义】 本品色白，碾之色碧，具金木之色。味酸咸又得水木之味，故能平肝风，而泄相火。风火去，则目自明。经曰："九窍不利，肠胃之所生也。"本品味咸能下泄肠胃之邪气结滞，故利九窍，治耳聋及心下邪气。味酸能补肝杀虫，味甘又能和中解毒，故能主治上述各症。久服通神明，轻身延年不老，古代方士之言，不可信也。

【禁忌】 本品有名未用。

扁青 biǎnqīng

【本经】 味甘平。主目痛明目，折跌痈肿，金疮不瘳，破积聚，解毒气，利精神，久服轻身不老。

【形态】　形扁平，色青翠。

【性味】　甘，平。

【归经】　入肝、脾经。

【经义】　本品味甘性平而色青，青能入肝，肝开窍于目，故能和肝血以止目痛而明目。凡折跌痈肿，金疮不瘥之症，多因肝血不荣，血行不畅，不能驱逐毒邪所致。本品具和补之性，金石之体，有敛涩和血解毒之功，故能促其痊愈。肝血和畅，积聚自除，精神自旺，故云破积聚，利精神。久服轻身不老，为古代方士之言，不可信也。

【禁忌】　凡血虚无瘀积者，忌用。

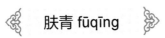

肤青 fūqīng

【本经】　味辛。主蛊毒，毒蛇，菜肉诸毒，恶疮。生山谷。

【形态】　色青而质轻松，捻之腻指。

【性味】　甘，寒。

【归经】　入肝、肾、肺经。

【经义】　本品味辛而性平，辛可散湿，能治恶疮和解虫蛇菜肉诸毒。

【禁忌】　不可久服，久服令人瘦，外用不忌。

【参考】　本品有名未用。

干姜 gānjiāng

【本经】　味辛温。主胸满，咳逆上气，温中止血出汗，逐风湿痹，肠澼下利，生者尤良。久服去臭气，通神明。生川谷。

【形态】　取生姜之母姜晒干，老根为母姜，以肉色白净结实者为佳，皮黄有皱纹。

【性味】　辛，温。

【归经】　入心、肺、胃、肾、脾、大肠经。

【经义】　凡味厚之药主守，气厚之药主行，干姜辛温，气味俱厚，故能行能守，夫行不全行，守不全守，则旋转于经络脏腑之间，能驱寒温经，和血通气，能散胸中寒邪，故主胸满，咳逆上气。血得暖而归经，故能温中止血。辛温能发散寒邪从汗出，又能祛经络筋骨之寒邪，而逐风湿痹。治寒在肠胃，故主肠澼下利，生则辛味浑全，故生者优良。辛甚气烈，故云能去臭气，使神志清明。

【现代功效】　温中散寒，回阳通脉，温肺化饮。

【临床应用】

1. 脾胃寒证　治脾胃寒证之脘腹冷痛，呕吐泄泻，若属脾胃虚寒所致，常与党参、白术等补气健脾药同用，如理中丸；若属外寒直中之实寒所致，可单用本品，或与温中散寒药高良姜同用，如二姜丸。

2. 亡阳证　治阳气衰微，阴寒内盛之四肢厥冷、脉微欲绝，每与附子配伍，既助附子回阳救逆，又可降低其毒性，如四逆汤。

3. 寒饮喘咳　治寒饮伏肺之咳喘、形寒背冷、痰多清稀，常与细辛、五味子、麻黄等温肺化饮、止咳平喘药同用，如小青龙汤。

【用量用法】　3～10g。

【禁忌】　孕妇避用，凡阴虚内热，阴虚咳嗽，胸满气逆，与郁热吐血，及因热而起之呕吐腹痛下利，均禁用。

菜耳实 xǐěrshí

【本经】　味甘温。主风头寒痛，风湿周痹，四肢拘挛痛，恶肉死肌。久服益气，耳目聪明，强志轻身。一名胡菜，一名地葵。生川谷。

【形态】　椭圆形外被密刺细小果实，内含甚多小颗粒软性种子。

【性味】　甘（苦辛），温。

【归经】　入肺、脾经。

【经义】　本品味甘辛性温，能散能行，能流利关节，宣通脉络，遍及孔窍肌肤，且不偏燥烈，故主风寒头痛，风湿周痹，四肢拘挛痛。又味苦能燥湿，祛风逐湿，血活气行，故疗恶肉死肌。上下内外通达，身轻体健，故云"久服益气，耳目聪明，强志轻身"。

【现代功效】　散寒解表，宣通鼻窍，祛风除湿，止痛。

【临床应用】

1. 风寒头痛　治外感风寒，恶寒发热，头身疼痛，鼻塞流涕者，与防风、白芷、羌活等药同用。因发汗解表力弱，一般风寒表证少用。

2. 鼻渊　治鼻渊头痛、不闻香臭、时流浊涕者，内服外用均可；治鼻渊兼外感风寒者，与辛夷、白芷等药配伍，如苍耳子散；用于鼻渊属风热外袭或湿热内蕴，浊涕腥臭者，与薄荷、黄芩、石膏等清泻肺火药同用。

3. 风湿痹痛　治风湿痹证，关节疼痛，四肢拘挛，可单用，或与威灵仙、防风、川芎等药同用。

此外，本品有祛风杀虫止痒功效，治风疹瘙痒，与地肤子、白鲜皮、白蒺藜等药同用；治疥癣麻风，须与大风子等药同用。

【用量用法】　3～10g。

【禁忌】　阴虚有热者忌用。

【参考】　现代称苍耳子。

葛根 gěgēn

【本经】　味甘平。主消渴，身大热，呕吐，诸痹，起阴气，解诸毒。葛谷主下利，十岁已上。一名鸡齐根。生川谷。

【形态】　类似薯蓣之纺锤状根。

【性味】　甘，平。

【归经】　入脾、胃经。

【经义】　本品秉升阳之性，能鼓舞胃中诸阳之气，从胃腑而宣达水谷之津，故主消渴。从经脉而调和肌表之气故主身大热。和阳明之胃气故主呕吐。胃气敷布，则诸痹自开，由胃入脾，引脾阴以至肺，津气兼生，故谓起阴气。胃气升发，和于中而发于外，故解诸毒。葛谷味甘性涩，故能主十岁以上之久痢。

【现代功效】 解肌退热，生津止渴，透疹，升阳止泻。

【临床应用】

1. 外感发热，头痛项强 治外感风寒，邪郁化热，发热重，恶寒轻，头痛无汗，目痛鼻干，口微渴，苔薄黄等，与柴胡、黄芩、白芷等疏散风热，清解暑热药配伍，如柴葛解肌汤；治风热表证，发热、头痛等，与薄荷、菊花、蔓荆子等辛凉解表药同用；治风寒感冒，表实无汗，恶寒，项背强痛者，与麻黄、桂枝等药配伍，如葛根汤；治表虚汗出，恶风，项背强痛者，与桂枝、白芍等药同用，如桂枝加葛根汤。

2. 热病口渴，内热消渴 治热病津伤口渴，与芦根、天花粉、知母等清热生津药同用；治内热消渴，口渴多饮，体瘦乏力，气阴不足者，又多与乌梅、天花粉、麦冬等药配伍，如玉泉丸。

3. 麻疹不透 治麻疹初起，疹发不畅，与升麻、芍药、甘草等药配伍，如升麻葛根汤；治麻疹初起，已现麻疹，但疹出不畅，见发热咳嗽者，可与牛蒡子、荆芥、蝉蜕等药同用，如葛根解肌汤。

4. 热痢，泄泻 治外感表证未解，邪热入里，身热下利，胸脘烦热，口干作渴，或喘而汗出，舌红，苔黄，脉数，或湿热泻痢，与黄芩、黄连、甘草同用，如葛根黄芩黄连汤；治脾虚泄泻，常与人参、白术、木香等补气健脾药配伍，如七味白术散。

此外，本品尚有通经活络，解酒毒功效。现代用葛根治疗高血压头晕，头痛，颈项疼痛，冠心病，心绞痛，神经性头痛，早期突发性耳聋，有解痉止痛、增强脑及冠脉血流量的作用，如愈风宁心片。还可用治酒毒伤中。

【用量用法】 10～15g。

【禁忌】 阴虚火炎及上盛下虚者禁用。

【参考】 葛花：乃葛藤所结之花蕾，味甘平无毒，生消酒毒，治肠风下血。

栝楼根 guālóugēn

【本经】 味苦寒。主消渴，身热烦满，大热。补虚安中，续绝伤。一名地楼。生川谷及山阴。

【形态】 根如葛根，或做连珠状，外面黄褐色，内部白色，含多量淀粉。

【性味】 苦，寒。

【归经】 入肺、胃经。

【经义】 心火盛则津液枯而病消渴，火浮于表则身热，火盛于里则烦热大渴，火盛则阴虚，阴虚则中失守而不安。本品苦能泄，寒能清，故可治以上述各症。津亏则伤，津枯则绝，此能复津液以和血气，故能续绝伤。

【现代功效】 清热泻火，生津止渴，消肿排脓。

【临床应用】

1. 热病烦渴，内热消渴 治热病伤津，烦热口渴，可与芦根、石膏等配伍，以清热除烦止渴；治燥伤肺胃，咽干口渴，可与沙参、麦冬、玉竹等配伍，以养阴润燥止渴，如沙参麦冬汤；治阴虚内热，消渴多饮，常与葛根、知母、五味子等配伍，以滋阴清热止渴。

2. 肺热咳嗽或燥咳 治肺热咳嗽，咽喉不利，咳痰黄稠，常与射干、马兜铃配伍，如射干兜铃汤。治燥邪伤肺，干咳少痰，或痰中带血，可与沙参、麦冬、生地黄等药配伍，以清肺养阴润燥，如滋燥饮。

3. 疮疡肿毒　治热毒炽盛，疮疡初起，红肿热痛，或脓成未溃者，常与金银花、白芷、穿山甲等配伍，以清热解毒，消肿排脓，如仙方活命饮。

【用量用法】　10～15g。

【禁忌】　脾胃虚寒而无燥热者勿用。

【参考】　即天花粉。

❈ 苦参 kǔshēn ❈

【本经】　味苦寒。主心腹结气，癥瘕积聚，黄疸，溺有余沥，逐水，除痈肿。补中明目止泪。一名水槐。一名苦识。生山谷及田野。

【形态】　黄白色之植物根，状类牛蒡根。

【性味】　苦，寒。

【归经】　入心、脾、肾经。

【经义】　苦参味极苦入心，能泄热结，故主心腹结气，癥瘕积聚。苦寒能除湿热，故治黄疸。心与小肠为表里，心火除则小肠郁塞之气通，故治溺有余沥。小肠通则水去，故能逐水。诸疮皆出心火，心火清则痈肿自愈，故除痈肿。苦以燥湿，湿去则脾胃健，故云补中。寒能清肝火，故能明目止泪。

【现代功效】　清热燥湿，杀虫，利尿。

【临床应用】

1. 湿热泻痢，便血，黄疸，带下，阴肿阴痒　治胃肠湿热所致泄泻、痢疾，可单用，或与木香配伍，如香参丸；治湿热灼伤肠络肠风便血、痔漏出血，可与生地黄配伍，如苦参地黄丸；若治湿热蕴蒸之黄疸，每与茵陈、栀子、龙胆配伍，以增强清热利湿退黄之功；若治湿热下注，带下黄臭，阴肿阴痒等，可与椿皮、黄柏、蛇床子等清热燥湿药同用，内服或外洗。

2. 湿疹湿疮，皮肤瘙痒，疥癣麻风　治湿疹湿疮，单用煎水外洗，或与黄柏、蛇床子煎水外洗；治皮肤瘙痒，可与皂角、荆芥等药配伍，如参角丸；若配防风、蝉蜕、荆芥等药用，可治风疹瘙痒，如消风散；若治疥癣，可单用煎水外洗，或与蛇床子、荆芥穗、白矾同用煎洗，如苦参汤；或与硫黄、枯矾同用制成软膏外涂。若治麻风，可与大风子、苍耳子等配伍。

3. 淋证涩痛，小便不利　治湿热蕴结膀胱之小便不利、灼热涩痛，常与石韦、车前子、栀子等清热利湿通淋药同用。

【用量用法】　4.5～9g。外用适量，煎汤洗患处。

【禁忌】　脾胃虚而无湿，肝肾虚而无热者禁用。

❈ 茈胡 cháihú ❈

【本经】　味苦平。主心腹肠胃中结气，饮食积聚，寒热邪气，推陈致新，久服轻身明目益精。一名地熏。生川谷。

【形态】　黄褐色之植物根，多须根。

【性味】 苦，平。

【归经】 入肝、胆、心包、三焦经。

【经义】 柴胡性善升散，功能开郁散结，故主心腹肠胃中结气。阳升则清气上行，脾胃之气行，则饮食积聚自消，推陈致新。又能入少阳经，和解半表半里之邪，故主往来寒热邪气。本品味苦，可通泄下降，使气血通达调畅，则脏腑功能正常，气血充则体健，阳气和则身轻，肝气调则血有所归藏，目得血而能视，血旺则精充，故久服轻身明目益精。

【现代功效】 疏散退热，疏肝解郁，升举阳气。

【临床应用】

1. 感冒发热，少阳证 治外感风寒，寒邪入里化热，恶寒渐轻，身热增盛者，多与葛根、羌活、黄芩等疏散风热或清热药配伍，如柴葛解肌汤；治伤寒邪在少阳，寒热往来、胸胁苦满、口苦咽干、目眩，常与黄芩、半夏等药同用，如小柴胡汤；现代将柴胡制成的单味或复方注射液，用于外感发热，有较好的解表退热作用。

2. 肝郁气滞，胁肋胀病，月经不调 治肝气郁滞所致胸胁或少腹胀痛、月经失调、痛经等，与香附、川芎、白芍同用，如柴胡疏肝散；治肝郁血虚，脾失健运，月经不调，乳房胀痛，胁肋作痛，神疲食少，脉弦而虚者，与当归、白芍、白术等养血健脾药配伍，如逍遥散。

3. 气虚下陷，脏器脱垂 治气虚下陷所致久泻脱肛，子宫下垂，肾下垂等脏器脱垂，与人参、黄芪、升麻等补气升阳药同用，如补中益气汤。

此外，本品还具退热截疟作用，又可用治疟疾寒热。

【用量用法】 3～10g。

【禁忌】 阴虚阳亢者忌用。

芎䓖 xiōngqióng

【本经】 味辛温。主中风入脑头痛，寒痹筋挛缓急，金疮，妇人血闭无子。生川谷。

【形态】 结节块状根，外暗褐色，内部带黄褐色。

【性味】 辛，温。

【归经】 入肝、胆、三焦、心包经。

【经义】 本品辛散温行，入肝经，行冲脉，为血中气药。善散肝经之风，能上彻头脑而治风，故治中风入脑头痛。寒气凝结则痹，见筋挛缓急，弛纵为缓，拘挛为急，本品能自内达外而散寒，故主寒痹筋挛。金疮，从皮肤以伤肌肉，川芎能通调血气，从肌肉而达皮肤，所以主之。妇人以血为主，血闭不通，则不孕育，此药下行血海，辛温通经而不滞，故治血闭无子。

【现代功效】 活血行气，祛风止痛。

【临床应用】

1. 血瘀气滞诸证 治瘀血阻滞，月经不调，经闭，痛经等，常与当归、桃仁、红花等配伍，如桃红四物汤；若属寒凝血滞者，与桂枝、当归等配伍，如温经汤；治产后恶露不下，瘀阻腹痛，常与当归、桃仁、炮姜等配伍，如生化汤；治心脉瘀阻，胸痹心痛，常与丹参、红花、延胡索等配伍；治肝郁气滞，胁肋疼痛，常与柴胡、白芍、香附等配伍，如柴胡疏肝散；治中风偏瘫，肢体麻木，常与黄芪、地龙等配伍，如补阳还五汤；治跌扑损伤，瘀血肿痛，可与三七、乳香、没药等配伍；治痈疡脓已成，正虚难溃者，常与黄芪、当归、皂角刺等配伍，如透脓散。

2. 头痛　治风寒头痛，常与白芷、细辛等配伍，如川芎茶调散；治风热头痛，可与菊花、石膏等配伍，如川芎散；治风湿头痛，常与羌活、防风等配伍，如羌活胜湿汤；治血瘀头痛，可与桃仁、麝香等配伍，如活血通窍汤；治血虚头痛，可与当归、熟地黄等配伍。

3. 风湿痹痛　治风寒湿痹，肢体麻木，关节疼痛者，常与独活、桂枝、防风等配伍，如独活寄生汤。

【用量用法】　3～10g。

【禁忌】　阴虚阳盛者忌用。

【参考】　现代称川芎。

当归 dāngguī

【本经】　味甘温。主咳逆上气，温疟寒热，洗洗在皮肤中，妇人漏下绝子，诸恶疮疡，金疮，煮饮之。一名干归。生川谷。

【形态】　为有分歧之根，外黄褐色，内黄白色，横断面有轮皱纹。

【性味】　甘，温。

【归经】　主心、肝、脾经。

【经义】　当归甘温，为血家必用之药。阴虚阳无所附则咳逆，用血药补阴，则血和而气降，故主咳逆上气，能助心主之血从经脉而外充于皮肤，故治温疟之寒热，洗洗在皮肤中。妇人以血为主，血枯则漏下绝子，此能补血，所以主之。诸恶疮疡、金疮失血之证，皆属于心火，心血足则心火息，当归能养血活血生肌解毒，故与金疮失血之证，一并主之。

【现代功效】　补血活血，调经止痛，润肠通便。

【临床应用】

1. 血虚诸证　治血虚引起的各种证候，常与熟地黄、白芍、川芎配伍，即四物汤；治血虚心失所养之心悸，可与酸枣仁、柏子仁等配伍，以补血养心，如天王补心丹；治血虚肝失所养之眩晕，耳鸣等，常与熟地黄、白芍等配伍，如补肝汤；血虚兼见气虚者，与黄芪配伍，以补气生血，即当归补血汤。

2. 月经不调，经闭痛经　凡血虚、血滞气血不和，冲任失调之月经不调，经闭痛经皆可应用，常与熟地黄、白芍、川芎配伍，即四物汤；若血瘀之经闭通经，与桃仁、红花、川芎等配伍，如桃红四物汤；若寒凝气滞之痛经，常与香附、肉桂、艾叶等配伍。

3. 虚寒腹痛，风湿痹痛，跌扑损伤　凡血虚、血瘀、血寒所致的虚寒腹痛，风湿痹痛以及跌扑损伤，瘀血肿痛，及血瘀心腹刺痛等诸痛证皆可应用。治虚寒腹痛，常与桂枝、白芍等配伍，如当归建中汤；治风湿痹痛，常与羌活、桂枝、秦艽等配伍，如蠲痹汤；治跌扑损伤，常与丹参、乳香、没药配伍，以活血祛瘀，通络止痛，如活络效灵丹。

4. 痈疽疮疡　治疮疡初起肿胀疼痛，常与金银花、赤芍、天花粉等配伍，以清热解毒，消肿溃坚，活血止痛，如仙方活命饮；治气血亏虚，痈疽溃后不敛，常与黄芪、人参、肉桂等配伍，以温补气血，托毒生肌，如十全大补汤。

5. 肠燥便秘　治年老体弱、妇女产后血虚肠燥便秘，常与熟地黄、肉苁蓉、火麻仁等养血润肠药配伍。

【用量用法】 6～12g。

【禁忌】 脾胃虚弱，大便滑泄者禁用。

麻黄 máhuáng

【本经】 味苦温。主中风，伤寒头痛，温疟，发表出汗，去邪热气，止咳逆上气，除寒热，破癥坚积聚。一名龙沙。生山谷。

【形态】 形似木贼而小，有节，其色淡绿，中空。

【性味】 苦，温。

【归经】 入肺、膀胱、心、大肠经。

【经义】 风寒之邪，客于太阳之经，或为头痛，或为热甚无汗之温疟，麻黄能发汗解表，使邪从汗解，故主之。又以中空而浮，轻可去实，能入肺以开毛窍，散风寒，表解里和，则肺气降，故主咳逆上气。发热恶寒，为太阳表证，宜麻黄以汗解。性温以散寒，即从阴出阳又鼓运血行，故癥坚积聚自散。

【现代功效】 发汗解表，宣肺平喘，利水消肿。

【临床应用】

1. 风寒表证 用治外感风寒，恶寒无汗，发热头痛，脉浮紧的表实证，每与桂枝配伍相须为用，如麻黄汤；治阳虚外感，发热恶寒，头痛无汗，脉反沉者，常与附子、细辛配伍，即麻黄附子细辛汤。

2. 咳嗽气喘 治风寒外束，肺气壅遏的喘咳实证，常与杏仁、甘草同用，如三拗汤；治寒痰停饮，咳嗽气喘，痰多清稀者，常配细辛、干姜、半夏等温肺化饮药同用，如小青龙汤；若肺热壅盛，高热喘急者，每与石膏、杏仁、甘草配用，即麻杏甘石汤。

3. 风水水肿 治风邪袭表，肺失宣降的水肿、小便不利兼有表证者，每与甘草配伍，如甘草麻黄汤。

此外，麻黄有散寒通滞功效，还可用治风寒痹证，阴疽，痰核。

【用量用法】 2～10g。

【禁忌】 凡气虚自汗，肺虚咳喘者，禁用。

通草 tōngcǎo

【本经】 味辛平。主去恶虫，除脾胃寒热，通利九窍，血脉关节，令人不忘。一名附支。生山谷。

【形态】 藤蔓之茎，中有无数小孔，形圆有节，色黄白。

【性味】 辛，平。

【归经】 入肺、心、小肠、膀胱经。

【经义】 《本经》云本品气味辛平，《本草纲目》加寒。色白而气寒，能行热下降，通利水湿；质轻上浮，能清水上之源，助肺以通水道。而湿热盛则生虫，湿热祛则恶虫不生，故主去恶虫。因其能通利湿热，故除脾胃寒热。藤蔓中空，故通九窍，利血脉关节。心主神明，心有热，则记忆不健，本品可使热去心清，心气得清而令人不忘。

【现代功效】 利尿通淋，清心除烦，通经下乳。

【临床应用】

1. 淋证，水肿，小便不利　治湿热蕴结于膀胱所致的小便短赤，淋沥涩痛者，常与车前子、滑石、瞿麦等同用，如八正散；治水湿停滞水肿、小便不利者，可与猪苓、桑白皮等配伍。

2. 口舌生疮，心烦尿赤　治心火上炎，口舌生疮，或心火下移下肠而致的心烦尿赤等，常与生地黄、甘草、竹叶等同用，如导赤散。

3. 血瘀经闭，乳少　治血瘀经闭，配桃仁、红花、丹参等活血药同用；治乳汁不通或乳少，每与通乳之王不留行、穿山甲等同用。

4. 湿热痹证　治湿热痹痛，可与防己、秦艽、海桐皮等祛风湿清热药同用。

【用量用法】　3～5g。

【禁忌】　凡精滑小便，孕妇及无湿热者禁用。

【参考】　古代通草是指现代之木通；现代通草是指通脱木，用时宜别之。

芍药 sháoyào

【本经】　味苦平，主邪气腹痛，除血痹，破坚积寒热疝瘕，止痛，利小便，益气。

【形态】　圆柱形根，色白。

【性味】　苦，平。

【归经】　入肺、脾、肝经。

【经义】　肝气乘脾，则为腹痛，本品味苦能泄，气平和肝，故邪气腹痛可治。血痹由于血闭，闭甚则成坚积，营卫不调则为寒热，气血阻滞，而为疝瘕疼痛，本品苦能泄血，平能和气，所以主之。又苦平清肺，肺气下行，则小便自利，邪去则正复，故云益气。

白　芍

【现代功效】　养血调经，敛阴止汗，柔肝止痛，平抑肝阳。

【临床应用】

1. 血虚证及月经不调　治血虚之面色萎黄，月经不调，常与熟地黄、当归、川芎配伍，即四物汤；治经行腹痛，可加香附、延胡索；若阴虚血热之月经过多、崩漏，可加阿胶、地骨皮等。

2. 自汗，盗汗　治营卫不和，表虚自汗，常与桂枝配伍，如桂枝汤；治气虚自汗，与黄芪、白术等配伍；治阴虚盗汗，与龙骨、牡蛎、浮小麦等配伍。

3. 胁痛，腹痛，四肢挛痛　治血虚肝郁，胁肋头痛，与当归、白术、柴胡等配伍，如逍遥散；治血虚肝失所养，筋脉拘急所致之拘急疼痛，常与甘草配伍，即芍药甘草汤；治肝脾不和，腹痛泄泻，常与白术、防风等配伍，如痛泻要方。

4. 肝阳上亢证　治肝阳上亢之眩晕、头痛，常与地黄、牛膝、代赭石等配伍，如建瓴汤。

【用量用法】　6～15g。

赤　芍

【现代功效】　清热凉血，散瘀止痛。

【临床应用】

1. 热入营血，温毒发斑，吐血衄血　治温毒发斑，常与水牛角、牡丹皮、生地黄等配伍；

治血热吐衄，与生地黄、大黄、白茅根等配伍。

2. 经闭痛经，癥瘕腹痛，跌打损伤，痈肿疮疡　治血热瘀滞，经闭痛经，常与益母草、丹参、泽兰等活血调经药同用；治血瘀癥瘕腹痛，可配桂枝、牡丹皮、茯苓等，如桂枝茯苓丸；治跌打损伤，瘀肿疼痛，常配乳香、没药、土鳖虫等散瘀止痛疗伤之品同用；治热毒壅盛，痈肿疮疡，配连翘、栀子、玄参，如连翘败毒散。

此外，本品还能清肝泻火，用治肝火上攻，目赤肿痛，或目生翳障，常与夏枯草、决明子等清肝明目药同用。

【用量用法】　煎服，6～12g。

【禁忌】　中寒腹痛，中寒作泄者忌用。

【参考】　《本经》芍药赤白部分，并述。

蠡实 líshí

【本经】　味甘平。主皮肤寒热，胃中热气，风寒湿痹。坚筋骨，令人嗜食。久服轻身。花叶去白虫。一名剧草，一名三坚，一名豕首。生川谷。

【形态】　叶质硬无剑背，卷状。

【性味】　甘，平。

【归经】　入肺、胃、大肠经。

【经义】　本品味甘性平，甘能补血，平淡能渗湿，血足湿去，正气自强。外可拒风寒之侵袭，内可除湿热之阻滞，故能主上述诸症。

【禁忌】　本品有名未用。

瞿麦 qúmài

【本经】　味苦寒。主关格诸癃结，小便不通，出刺，决痈肿，明目去翳，破胎堕子，闭血。一名巨句麦。生川谷。

【形态】　梗圆内空，呈黄绿色，有节。

【性味】　苦，寒。

【归经】　入心、肝、膀胱、小肠经。

【经义】　瞿麦味苦寒，《名医别录》兼辛。苦辛之性能破血，阴寒之性能沉降，功能通下窍而行小便，故主关格诸癃结，小便不通。寒能散热，辛能散结，故决痈疽，除湿热，明目去翳。辛寒破血，故破胎堕子而下血闭，外用可治刺伤。

【现代功效】　利尿通淋，活血通经。

【临床应用】

1. 淋证　治膀胱湿热所致之小便不利，淋沥涩痛，可与萹蓄、木通、车前子同用，如八正散；治小便淋沥有血，则与栀子、甘草等同用，如立效散。

2. 血瘀经闭，月经不调　治血热瘀阻之经闭或月经不调，常与活血调经之桃仁、红花、丹参等同用。

【用量用法】　9～15g。

【禁忌】　性善下逐，一切胎前产后患小便不利及脾虚水肿者禁用。

元参 yuánshēn

【本经】　味苦微寒。主腹中寒热积聚，女子产乳余疾。补肾气，令人目明。一名重台。生川谷。

【形态】　肥大直根，生时白色，切片由黄变黑。

【性味】　苦（咸），微寒。

【归经】　入肾、肺经。

【经义】　本品根实皆黑，味苦微寒。苦能下气，寒能除热，咸能润下软坚，故主腹中寒热积聚。色黑入肾而壮水，肾水足则精充，精旺则化血有源，故能主女子产乳余疾。肾水益，则肝有所滋养，即滋水以涵木，故补肾气，令人明目。

【现代功效】　清热凉血，滋阴泻火，解毒散结。

【临床应用】

1. 热入营血，温毒发斑　治温热病热入营分，身热夜甚，心烦口渴，舌绛脉数，常配生地黄、丹参、连翘等，如清营汤；治热入心包，神昏谵语，常配莲子心、竹叶卷心、连翘心等，以增强清心泻火之功，如清宫汤；治温热病气血两燔，发斑发疹，多与石膏、知母等清热泻火药配伍，以气血两清，如化斑汤。

2. 热病伤阴，津伤便秘，骨蒸劳嗽　治热病伤阴，津伤便秘，常与地黄、麦冬同用，如增液汤；治肺肾阴虚，骨蒸劳嗽，常与百合、地黄、贝母等配伍，如百合固金汤。

3. 目赤咽痛，瘰疬，白喉，痈肿疮毒　治肝经热盛，目赤肿痛，配栀子、大黄等，如玄参饮；治瘟毒热盛，咽喉肿痛，白喉，与黄芩、连翘、板蓝根等配伍，如普济消毒饮；治痰火郁结之瘰疬，每与浙贝母、牡蛎配伍，如消瘰丸；治痈肿疮毒，常与连翘、蒲公英等清热解毒药同用；治脱疽，常配金银花、当归、甘草，如四妙勇安汤。

【用量用法】　9～15g。

【禁忌】　阴虚无热，脾虚便泻者禁用。

【参考】　现名玄参。

秦艽 qínjiāo

【本经】　味苦平。主寒热邪气，寒湿风痹，肢节痛，下水，利小便。生山谷。

【形态】　根作土黄色，互相交纠，粗细不等，有罗纹。

【性味】　苦，平。

【归经】　入胃、大肠、肝、胆经。

【经义】　本品味苦性平，《名医别录》兼辛微温。辛能散，故主寒热邪气。苦能燥湿，辛能祛风，微温能通利，故主寒湿风痹，肢节痛。其根曲折通达，能宣通诸腑，引导湿热直达二阴而出，故主下水，利小便。

【现代功效】　祛风湿，清湿热，止痹痛，退虚热。

【临床应用】

1. 风湿痹证　治风湿热痹，关节红肿疼痛，多与防己、牡丹皮、络石藤、忍冬藤等配伍；治风寒湿痹，肢节疼痛拘挛，配天麻、羌活、当归、川芎等，如秦艽天麻汤。

2. 中风半身不遂　治中风半身不遂，口眼㖞斜，四肢拘急，舌强不语等，单用大量水煎服即能奏效。治中风口眼㖞斜，言语不利，恶风恶寒者，配升麻、葛根、防风、芍药等祛风散寒药，如秦艽升麻汤；治血虚中风者，配当归、熟地黄、白芍等补血药，如秦艽汤。

3. 骨蒸潮热，疳积发热　治骨蒸日晡潮热，配青蒿、地骨皮、知母等，如秦艽鳖甲散；治小儿疳积发热，配薄荷、炙甘草，即秦艽散。

4. 湿热黄疸　治湿热黄疸，单用为末服；亦配茵陈、栀子、大黄等，如山茵陈丸。

此外，本品尚能治痔疮肿毒等。

【用量用法】　3～10g。

【禁忌】　血虚不寒，便滑溲数，以及无风湿者禁用。

百合 bǎihé

【本经】　味甘平。主邪气腹胀心痛，利大小便。补中益气。生川谷。

【形态】　球茎，色白为众瓣合成。

【性味】　甘，平。

【归经】　入心、肺、脾经。

【经义】　百合色白气平，其形像肺，能助呼吸之开阖，肺气行则邪散而胀痛解，故主邪气腹胀心痛。脾升肺降，则水津四布，糟粕运行，故主利大小便。味甘补脾，故能补中益气。

【现代功效】　养阴润肺，清心安神。

【临床应用】

1. 肺阴虚证　治肺阴虚的燥热咳嗽，痰中带血，常与款冬花配伍，如百花膏；治肺虚久咳，劳嗽咯血，常与生地黄、玄参、川贝母等配伍，如百合固金汤。

2. 心阴虚证　治心阴虚，虚热上扰，失眠，心悸，可与麦冬、酸枣仁、丹参等清心安神药配伍；治神志恍惚，情绪不能自主，口苦，小便赤，脉微数等，常与生地黄、知母等养阴清热药配伍。

此外，本品可以养胃阴、清胃热，治胃阴虚热之胃脘疼痛。

【用量用法】　6～12g。

【禁忌】　凡脾虚中寒，便溏，痰多，感冒，勿用。

知母 zhīmǔ

【本经】　味苦寒。主消渴热中，除邪气，肢体浮肿，下水，补不足，益气。一名蚔母、连母、野蓼、地参、水参、水浚、货母、蝭母。生川谷。

【形态】　状类万年青根，极多皱纹，有须根，外部黄褐色，内部茶褐色。

【性味】　苦，寒。

【归经】　入肺、胃、肾经。

【经义】　知母味苦，《日华子本草》记载兼甘，性寒滑，上能清肺金，中能清胃火，下能润肾阴，故能主消渴，热中，邪气。寒滑之性能通利关门而水可自下，故主湿热水气之肢体浮肿，下水。邪去正复，故主补不足，益气。

【现代功效】　清热泻火，生津润燥。

【临床应用】

1. 气分实热证 治外感热病，高热烦渴，与石膏相须为用，以清气泄热，除烦止渴，如白虎汤。

2. 肺热咳嗽，阴虚燥咳 治肺热咳嗽，咯痰黄稠，常与贝母、黄芩、桑白皮等配伍，如二母宁嗽丸；治肺热伤阴，燥咳无痰，常与天冬、麦冬、川贝母配伍，以养阴润肺止咳，如二冬二母汤。

3. 阴虚消渴 治阴虚内热，津伤口渴，或消渴引饮，常与天花粉、葛根等配伍，如玉液汤。

4. 骨蒸潮热 治肾阴亏虚，阴虚火旺，骨蒸潮热，遗精盗汗，常与黄柏、熟地黄等配伍，以滋阴降火，如知柏地黄丸。

5. 肠燥便秘 治阴虚肠燥便秘，常与生地黄、玄参、麦冬等药配伍，以润燥通便。

【用量用法】 6～12g。

【禁忌】 凡脾虚便泄，及无实者，禁用。

贝母 bèimǔ

【本经】 味辛平。主伤寒烦热，淋沥，邪气，疝瘕，喉痹，乳难，金疮，风痉。一名空草。

【形态】 为两瓣相合如球圆形，中有芯，色白。贝母有二种，颗粒细小而略尖，产于四川者为川贝母，大粒产于浙江者为浙贝母。

【性味】 辛，平。

【归经】 入心、肺经。

【经义】 本品《本经》记载性味"辛平"，《名医别录》记载"味苦，微寒，无毒"。本品味辛兼苦，入心肺二经，能解热除烦，故主伤寒烦热。心移热于小肠，则小便淋沥不通，贝母入心泄热，故能治淋沥。辛以散结，苦能泄邪，故主邪气。辛平能清散郁结之邪，故主疝瘕，喉痹，乳难，金疮。辛能散风，故主风痉。

川 贝 母

【现代功效】 清热润肺，化痰止咳，散结消痈。

【临床应用】

1. 肺热肺燥，肺虚咳嗽 治肺热肺燥咳嗽，配知母，以清热润燥、化痰止咳，即二母丸；或配麦冬、紫菀，以养阴润肺，如贝母散；治肺肾阴虚久咳少痰，配百合、麦冬等养阴润肺药，如百合固金汤；治肺虚劳嗽、咯痰带血者，配百部、阿胶、沙参等，以养阴润肺、化痰止血。

2. 瘰疬，乳痈，肺痈，疮痈 治痰火郁结之瘰疬，配玄参、牡蛎等，以化痰软坚散结，如消瘰丸；治热毒壅结之乳痈、肺痈、疮痈，配蒲公英、鱼腥草等，以清热解毒、消痈散结。

【用量用法】 3～10g；研粉冲服，每次 1～2g。

浙 贝 母

【现代功效】 清热化痰止咳，解毒散结消痈。

【临床应用】

1. 风热、痰热咳嗽 治外感风热咳嗽，配桑叶、前胡等，以疏散风热、宣肺止咳；治痰热郁肺之咳嗽痰黄稠者，配瓜蒌、知母等，以清肺化痰止咳。

2. 瘰疬、瘿瘤、疮痈、肺痈 治痰火郁结瘰疬结核，配玄参、牡蛎等，以化痰软坚散结，如消瘰丸；治瘿瘤，配海藻、昆布等，以化痰散结；治热毒疮痈，配连翘、蒲公英等；治肺痈，配鱼腥草、芦根等清肺排脓药同用。

【用量用法】 5～10g。

白芷 báizhǐ

【本经】 味辛温。主女人漏下赤白，血闭，阴肿，寒热，风头，侵目泪出，长肌肤、润泽，可作面脂。一名芳香。生川谷。

【形态】 长圆形之根，皮色黄褐，内白色。

【性味】 辛，温。

【归经】 入肺、胃、大肠经。

【经义】 本品色白芳香辛烈，善祛风胜湿，故主女人漏下赤白。辛能散结，故主血闭阴肿，又能外达肌表以解寒热之邪，上升头目，以散风热炽盛之头风头痛，侵目泪出。辛能行血脉，故能长肌肤、润泽。

【现代功效】 解表散寒，祛风止痛，宣通鼻窍，燥湿止带，消肿排脓。

【临床应用】

1. 风寒感冒，头痛，牙痛 治外感风寒湿邪，头痛身重，鼻塞流涕，与防风、羌活、川芎等药同用，如九味羌活汤；治外感风寒，阳明头痛，眉棱骨痛，头风痛，可单用，如都梁丸；或与川芎、防风、细辛等祛风散寒止痛药同用，如川芎茶调散；属外感风热者，可与薄荷、菊花、蔓荆子等疏散风热药配伍；治牙痛属风寒者，与细辛、川芎等散寒止痛药同用；治风热牙痛，与石膏等清热泻火药配伍；治风寒湿痹，关节疼痛，屈伸不利者，与苍术、草乌、川芎等祛风湿药同用。

2. 鼻塞，鼻渊 用治鼻渊，鼻塞，浊涕不止，与苍耳子、辛夷等宣通鼻窍药同用，如苍耳子散；治风热上攻，鼻渊，鼻流浊涕，头痛者，与金银花、黄芩等解表清热药配伍。

3. 寒湿带下 治寒湿下注，白带过多者，与鹿角霜、白术、山药等温阳助阳、健脾除湿药同用；用于湿热下注，带下黄赤者，与车前子、黄柏等清热利湿止带药同用。

4. 疮痈肿痛 治疮疡初起，红肿热痛者，与金银花、当归、穿山甲等药配伍，即仙方活命饮；治脓已成难溃破者，与人参、黄芪、当归等益气补血药同用，如托里透脓散。

此外，本品还有祛风燥湿止痒，祛斑除臭等功效，外用可治多种皮肤病，如风湿瘙痒、湿疹、面部色斑、狐臭、白癜风等。

【用量用法】 3～10g。

【禁忌】 血热有虚火者禁用。

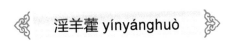

淫羊藿 yínyánghuò

【本经】 味辛寒。主阴痿绝伤，茎中痛，利小便。益气力，强志。一名刚前。生山谷。

【形态】　叶为卵圆形，边缘有细锯齿，入药用其叶。

【性味】　辛，寒。

【归经】　入肾、肝、脾、肺经。

【经义】　淫羊藿《本草纲目》谓其味辛微温，专壮肾阳，故主阴痿绝伤。肾藏虚寒，以致小便滴沥不通，茎中作痛，本品能温肾行水，故主茎中痛，利小便。肾为作强之官，肾气足，则气力益而志强。

【现代功效】　补肾阳，强筋骨，祛风湿。

【临床应用】

1. 肾阳虚衰证　治肾阳虚衰之男子阳痿不育，可单用本品浸酒服；若兼肾精亏损，阳痿精衰，虚寒无子，与巴戟天、枸杞子、熟地黄等配伍，以补益肾精，如赞育丹；治女子宫冷不孕，与鹿茸、当归等补益精血，温阳暖宫药配伍；治肾阳虚衰之尿频、遗尿，常与巴戟天、桑螵蛸等补肾阳，固精缩尿药配伍。

2. 肝肾不足或风湿久痹　治肝肾不足之筋骨痿弱，步履艰难，常与杜仲、巴戟天、桑寄生等补肝肾，强筋骨药配伍；治风湿久痹，肢体拘挛麻木或疼痛可单用浸酒服，或与天麻、牛膝等配伍，以补肝肾，祛风湿，强筋骨，如仙灵脾散。

【用量用法】　6～10g。

【禁忌】　肾火炽盛者禁用。

【参考】　别名仙灵脾。

黄芩 huángqín

【本经】　味苦平。主诸热，黄疸，肠澼泄利，逐水，下血闭，恶疮疽蚀，火疡。一名腐肠。生川谷。

【形态】　入药用根部，呈深黄色而略带青色。

【性味】　苦，平。

【归经】　入心、肺、脾、胃、大肠、小肠经。

【经义】　本品《名医别录》谓其气大寒。苦能泄热，寒能清热，故主诸热。湿热郁结，则发为黄疸，泻痢，黄芩苦能燥湿，寒能胜热，湿热除则黄疸下利可治。除湿热则小肠通利而水自逐，血脉通畅而血闭可下。本品苦寒泄热，所以主恶疮疽蚀，火疡。

【现代功效】　清热燥湿，泻火解毒，止血，安胎。

【临床应用】

1. 湿温暑湿，湿热痞满，泻痢，黄疸　治湿温、暑湿证，湿热阻遏气机而致胸闷恶心呕吐、身热不扬，常与滑石、白豆蔻、通草等药配伍，如黄芩滑石汤；治湿热中阻，寒热交结所致之痞满呕吐、舌苔黄腻者，多与黄连、半夏等药配伍，如半夏泻心汤；若治湿热蕴结大肠之泄泻、痢疾，身热腹痛，常与黄连、葛根等药配伍，如葛根黄芩黄连汤；若治湿热黄疸，每与茵陈、栀子等利湿退黄药同用。

2. 肺热咳嗽　用治肺热壅遏所致咳嗽痰稠，可单味应用，如清金丸；或与瓜蒌仁、枳实、胆南星配伍，如清气化痰丸。

3. 高热烦渴，寒热往来　治外感热病，高热烦渴，面赤唇燥，尿赤便秘，常与栀子、薄荷、大黄等药配伍，如凉膈散；若治邪在少阳，寒热往来，每与柴胡同用以和解少阳，如小柴胡汤。

4. 痈肿疮毒，咽喉肿痛　治热毒壅滞之痈肿疮毒，常与黄连、黄柏、栀子配伍，如黄连解毒汤；若治火毒炽盛，咽喉肿痛，多与金银花、连翘、板蓝根等清热解毒药同用。

5. 血热出血　治热盛迫血妄行之吐血、衄血、便血、崩漏等，常与生地黄、侧柏叶等药配伍，以增强凉血止血之效。

6. 胎动不安　治热盛胎动不安，宜与白术配伍，如芩术汤。

【用量用法】　3～10g。

【禁忌】　脾胃虚寒而无湿热实火者禁用。

石龙芮 shílóngruì

【本经】　味苦平。主风寒湿痹，心腹邪气，利关节，止烦满。久服轻身，明目，不老。一名鲁果能，一名地椹。生川泽。

【性味】　苦（辛），平。

【归经】　入肺、脾、肾经。

【经义】　本品味苦辛，苦能入脾胃燥湿，辛能宣肺润肾，为祛风清热利湿，益脾胃补肾之药，故能主上述诸症。

【禁忌】　无湿热者禁用。

【参考】　本品有名未用。

茅根 máogēn

【本经】　味甘寒。主劳伤虚羸，补中益气，除瘀血，血闭，寒热，利小便。其苗主下水。一名兰根，一名茹根。生山谷。

【形态】　根部色白，形细小而长，有节，质柔韧。

【性味】　甘，寒。

【归经】　入心、脾、肺、肾经。

【经义】　阴虚内热，可见劳伤虚羸。本品味甘能补脾，寒能除热，故能主之。因益脾所以补中，除热所以益气。血热郁结成瘀，以致月经闭而不通，发为寒热。茅根凉血益阴，热去血和，瘀者清而闭者通。内热可见小便不利，热解则小便自利。

【现代功效】　凉血止血，清热利尿。

【临床应用】

1. 血热出血证　治吐血、衄血、咯血、尿血、血淋及崩漏等血热诸出血证，轻者可单用本品取效，重者可与大蓟、小蓟、侧柏叶等同用，以增强其凉血止血之效。

2. 水肿、热淋、黄疸　治热淋涩痛，水肿尿少，可单用本品煎服，或配车前子、金钱草、冬瓜皮等，共奏利水消肿、利尿通淋之效；治湿热黄疸，常配茵陈、栀子等清热利湿退黄药同用。

3. 热病烦渴、胃热呕逆、肺热咳喘　治热病津伤口渴，可单用鲜品煎汤代茶饮，或与石斛、天花粉等清热生津药同用；治胃热呕逆，常与芦根、竹茹等清胃止呕药同用；治肺热咳喘，常与泻肺平喘之桑白皮为伍，如如神汤。

【用量用法】 9～30g。

【禁忌】 凡虚寒而无实热者勿用。

紫菀 zǐwǎn

【本经】 味苦温。主咳逆上气，胸中寒热，结气，去蛊毒，痿蹶，安五脏。生山谷。

【形态】 为丛生细长之根，色红紫，质柔韧。

【性味】 苦，温。

【归经】 入肺、胃经。

【经义】 《本经》言味苦温，《名医别录》兼辛。肺主气，肺为风寒所束，则咳逆上气、胸中寒热结气，本品入肺经，味辛能散，味苦能泄，性温能行，故能主治。辛温散结利肺气，蛊毒无容身之所故主之。肺受湿热熏蒸，不能行清肃之令，气血津液不能四布而为痿蹶，紫菀苦能泄热降气，肺气清肃，则痿蹶愈。肺为五脏华盖，能朝百脉，疏布精气，故益肺可以安五脏。

【现代功效】 润肺下气，消痰止咳。

【临床应用】

咳嗽咳痰 治外感风邪，咳嗽咽痒，咯痰不爽者，则配伍荆芥、桔梗、百部等，以宣肺疏风，化痰止咳，如止嗽散；治肺热咳嗽，痰黄稠者，常配伍桑白皮、浙贝母、黄芩等清肺化痰止咳药同用；治阴虚久咳，劳嗽咯血，可配伍阿胶、川贝母等养阴润肺之品，如王海藏紫菀汤。

【用量用法】 5～10g。

【禁忌】 新咳有实火者勿用。

紫草 zǐcǎo

【本经】 味苦寒。主心腹邪气、五疸，补中益气，利九窍，通水道。一名紫丹，一名紫芙，一名地血。生山谷。

【形态】 粗如小指，外作暗紫色，有皱纹，浸以热水，即成红色之液。

【性味】 苦，寒。

【归经】 入心、肝、肾、小肠、膀胱经。

【经义】 本品气味苦寒，色紫走心，气寒能清火，故能去心腹热邪。湿热蕴结，则成五疸，此药苦以燥湿，寒能除热，故主之。邪热在内能损中气，邪去则中气自和而能益。诸窍不为邪热所闭，故利九窍而通水道。

【现代功效】 清热凉血，活血解毒，透疹消斑。

【临床应用】

1. 血热毒盛，斑疹紫黑，麻疹不透 治温毒发斑，血热毒盛，斑疹紫黑，常配赤芍、蝉蜕、甘草等，如紫草快斑汤；治麻疹不透，疹色紫暗，兼咽喉肿痛，与牛蒡子、山豆根、连翘等药同用，如紫草消毒饮。与甘草配伍，水煎服，能预防麻疹。

2. 疮疡，湿疹，水火烫伤 治痈肿疮疡，与金银花、连翘、蒲公英等药同用；治湿疹，可配黄连、黄柏等清热燥湿药同用，如紫草膏；治水火烫伤，可用本品以植物油浸泡，滤取油液，外涂患处，或配黄柏、牡丹皮、大黄等药，麻油熬膏外搽。

【用量用法】 5～10g。外用适量，熬膏或用植物油浸泡涂擦。

【禁忌】 胃寒脾弱，大便泄泻者禁用。

茜根 qiàngēn

【本经】 味苦寒。主寒湿风痹，黄疸。补中。生山谷。

【形态】 红褐色圆草状根，大如稻草，有节。

【性味】 苦，寒。

【归经】 入心、肝经。

【经义】 风寒湿三气客于经脉，则为痹。本品色赤能入血分活血，血活则痹除，故主寒湿风痹。蓄血瘀滞，则发为黄疸，本品血行瘀消，故能主之。热淫于内里，则中气伤，清其血，则中焦和利，故云补中。

【现代功效】 凉血，祛瘀，止血，通经。

【临床应用】

1. 出血证 治吐血不止，单用本品为末煎服；治衄血，可与艾叶、乌梅同用，如茜梅丸（《普济本事方》）；治血热崩漏，常配生地黄、生蒲黄、侧柏叶等同用；治尿血，常与小蓟、白茅根等同用。

2. 血瘀经闭，跌打损伤，风湿痹痛 治血滞经闭，单用本品酒煎服，或配桃仁、红花、当归等活血调经药同用；治跌打损伤，可单味泡酒服，或配三七、乳香、没药等活血疗伤药同用；治痹证，也可单用浸酒服，或配伍鸡血藤、海风藤、络石藤等祛风通络药同用。

【用量用法】 6～10g。

【禁忌】 血虚无瘀滞者忌用。

败酱 bàijiàng

【本经】 味苦平。主暴热，火疮赤气，疥瘙，疽痔，马鞍热气。一名鹿肠。生川谷。

【形态】 茎长尺许而柔软，有节，节间生叶，对生。

【性味】 苦，平。

【归经】 入心、脾经。

【经义】 本品《本经》言"苦平"，《名医别录》还言其"味咸，微寒，无毒"。暴热，即热发于猝然，赤气即火气，马鞍热气，即阴胯间热气蒸腾。火疮赤气，疥瘙，疽痔等证，皆因于火邪热毒所致。本品味苦性寒，苦能泄热，寒能除热，故皆主之。

【现代功效】 清热解毒，消痈排脓，祛瘀止痛。

【临床应用】

1. 肠痈，肺痈，皮肤疮痛 治肠痈初起，热毒瘀滞，腹痛拒按尚未化脓，常与大血藤、牡丹皮等活血消痈之品配伍；若肠痈脓已成，常与薏苡仁、附子同用，以消痈排脓、辛热散结，即薏苡附子败酱散。治肺痈吐脓，常与鱼腥草、桔梗、冬瓜子等清热排脓之品同用。治外痈肿痛，可单味煎汤顿服，或用鲜品捣烂外敷。

2. 产后瘀阻腹痛 治产后瘀滞腹痛，可单用，或与五灵脂、蒲黄等活血止痛药同用。

【用量用法】   煎服，9～15g。

【禁忌】   无实热瘀滞者忌用。

【参考】   本品有陈腐豆酱气味，故名败酱。

❧ 白鲜 báixiān ❧

【本经】   味苦寒。主头风，黄疸，咳逆，淋沥，女子阴中肿痛，湿痹，死肌，不可屈伸，起止行步。生川谷。

【形态】   根皮，色白，有羊膻气。

【性味】   苦，寒。

【归经】   入脾、胃、肝经。

【经义】   味苦气寒，入脾、胃二经，气似羊膻，膻为肝之臭，故亦入肝。味苦性燥能胜湿，气寒能解热。其根蔓衍，入土深远，故能宣通肌节经络，内达脏腑，外行肌肤，上清头目风热，故主头风，中泄脾胃湿热，故治黄疸。咳逆因火气上冲，得寒则降，而咳逆止。下除湿热，故主淋沥，女子阴中肿痛。寒泄痹着，故湿痹，死肌，不可屈伸，起止行步等，白鲜一并主之。

【现代功效】   清热燥湿，祛风解毒。

【临床应用】

1. 湿热疮毒，湿疹，疥癣   治湿热疮毒、肌肤溃烂、黄水淋漓者，可与苍术、苦参、连翘等清湿热消疮毒药同用；治湿疹、风疹瘙痒，多与黄柏、防风、地肤子等药配伍，以增强清热燥湿止痒之功；若治疥癣，可与苦参、蛇床子配伍，煎汤外洗。

2. 湿热黄疸   治湿热蕴蒸肝胆之黄疸、尿赤，常与茵陈、栀子等药配伍，如茵陈汤。

3. 风湿热痹   治风湿热痹，关节红肿热痛者，每与苍术、黄柏、薏苡仁等药同用。

【用量用法】   5～10g。外用适量，煎汤洗或研粉敷。

【禁忌】   下焦虚寒者禁用。

❧ 酸浆 suānjiāng ❧

【本经】   味酸平。主热烦满，定志，益气，利水道，产难，吞其实立产。一名醋浆。生川泽。

【性味】   酸，平。

【归经】   入肺、胃、肝、肾、膀胱经。

【经义】   本品性平偏寒能清热滋肾，利膀胱，故能主治上述诸症。

【禁忌】   本品有名未用。

❧ 紫参 zǐshēn ❧

【本经】   味苦寒。主心腹积聚，寒热邪气，通九窍，利大小便。一名牡蒙。生山谷。

【性味】   苦（辛），寒。

【归经】   入肝、胃、膀胱经。

【经义】 本品味苦辛而性寒，苦能降泄，辛能散结，寒能胜热，主入肝经，破血逐瘀，兼入胃，能荡涤积热，兼入膀胱能利水，故主上述诸症。

【禁忌】 无瘀滞及脾胃虚寒者，忌用。

【参考】 本品有名未用。

藁本 gǎoběn

【本经】 味辛温。主妇人疝瘕，阴中寒肿痛，腹中急，除风头痛，长肌肤，悦颜色。一名鬼卿，一名地新。生山谷。

【形态】 植物簇生根，作角质状，如疣起，外面灰褐色，内部黄白色。

【性味】 辛，温。

【归经】 入膀胱经。

【经义】 妇人疝瘕，腹中急，阴中寒，皆太阳经寒湿为病。本品味辛气温，上行升散，专入太阳经，祛风寒湿邪，辛以行之，温以和之，结解寒散，则疝瘕可除，急痛可已。又能升散太阳之风，故主风头痛。寒湿客于肌表，浸淫肌肉，则肌瘦色槁，此能除肌表之寒湿，使阳和散布，气血调和，故长肌肤，悦颜色。

【现代功效】 祛风散寒，除湿止痛。

【临床应用】

1. 风寒感冒，巅顶疼痛 治太阳风寒，循经上犯，症见头痛、鼻塞、巅顶痛甚者，每与羌活、苍术、川芎等祛风湿、止痛药同用，如神术散；治外感风寒夹湿，头身疼痛明显者，与羌活、独活、防风等药配伍，如羌活胜湿汤。

2. 风湿痹痛 用治风湿相搏，一身尽痛，每与羌活、防风、苍术等祛风湿药同用，如除风湿羌活汤。

【用量用法】 3～10g。

【禁忌】 阴虚内热头痛者忌用。

狗脊 gǒujǐ

【本经】 味苦平。主腰背强，机关缓急，周痹，寒湿，膝痛。颇利老人。一名百枝。生川谷。

【形态】 地下茎，体生茸毛，金黄色，形似狗之脊梁。

【性味】 苦（甘），平。

【归经】 入肝、肾经。

【经义】 本品味苦平，《名医别录》作"甘微温"。茎节有刺，根坚似骨，能利骨节，通血脉，故主腰背强，机关缓急。苦能燥湿，甘能养血，温能壮气，故主周痹，寒湿，膝痛。能强腰肾，壮筋骨，故利老人。

【现代功效】 祛风湿，补肝肾，强腰膝。

【临床应用】

1. 风湿痹证 治肝肾不足，兼有风寒湿邪之腰痛脊强，不能俯仰者，配杜仲、续断、海风藤等，如狗脊饮；治腰痛，配萆薢、菟丝子，即狗脊丸。

2. 腰膝酸软，下肢无力 治肝肾虚损，腰膝酸软，下肢无力者，配杜仲、牛膝、熟地黄、鹿角胶等。

3. 遗尿，白带过多 治肾虚不固之尿频、遗尿，配益智仁、茯苓、杜仲等；若冲任虚寒，带下过多清稀，配鹿茸、白蔹、艾叶，如白蔹丸。

此外，狗脊的绒毛有止血作用，外敷可用于金疮出血。

【用量用法】 6～12g。

【禁忌】 肾虚有热，小便不利，或短涩黄赤，反口苦舌干者均忌之。

萆薢 bìxiè

【本经】 味苦平。主腰背痛强，骨节风寒湿周痹。恶疮不瘳，热气。生山谷。

【形态】 蔓生，药用其块根，内黄白色。

【性味】 苦，平。

【归经】 入肾、脾、肺经。

【经义】 湿热瘀滞，见皮肉、筋骨、关节之痹阻，本品味苦性平，苦能清热燥湿，平淡能渗利水湿，故主腰背痛强，骨节风寒湿周痹。苦能清热，故治恶疮不瘳、热气。

【现代功效】 利湿浊，祛风湿。

【临床应用】

1. 膏淋，带下 治膏淋，小便混浊，白如米泔，常与乌药、益智仁、石菖蒲等配伍，如萆薢分清饮；治湿浊下注之带下，可与猪苓、白术、泽泻等同用。

2. 风湿痹证 治风湿痹证，腰膝酸痛，关节屈伸不利，偏于寒湿者，可与附子、牛膝等同用，如萆薢丸；属湿热者，则与黄柏、忍冬藤、防己等配伍。

【用量用法】 9～15g。

【禁忌】 凡阴虚无湿热，尿多，阴痿者禁用。

白兔藿 báitùhuò

【本经】 味苦平。主蛇虺，蜂虿，猘狗，菜肉蛊毒，鬼疰。一名白葛。生山谷。

【形态】 蔓草，苗似罗摩，叶圆而厚。

【性味】 苦，平。

【归经】 入心、脾、胃三经。

【经义】 本品味苦性平，功能清热解毒，故能治上述病证。

【参考】 本品有名未用。

营实 yíngshí

【本经】 味酸温。主痈疽，恶疮，结肉，跌筋，败疮，热气，阴蚀不瘳，利关节。一名蔷薇，一名蔷麻，一名牛棘。生山谷。

【形态】 落叶灌木，茎细而长如蔓，枝上密生小刺。

【性味】 酸，温（寒）。

【归经】　入肝、肾、膀胱经。

【经义】　本品酸能入肝清血，寒能清热解毒，故能治上述诸症。

【参考】　本品有名未用。

白薇 báiwēi

【本经】　味苦平。主暴中风，身热肢满，忽忽不知人，狂惑邪气，寒热酸疼，温疟洗洗，发作有时。生川泽。

【形态】　植物根，形细色黄白。

【性味】　苦，平。

【归经】　入胃、心、肾经。

【经义】　本品味苦性平，为清虚火，除血热之品。阴虚火旺，热极生风，为暴中风。风火相烁，则身热肢满，忽忽不知人。邪气伤人，阴气不足，则阳独盛而为狂惑，寒热酸痛，温疟洗洗，发作有时。白薇能清解血热，故均主之。

【现代功效】　清虚热，凉血，利尿通淋，解毒疗疮。

【临床应用】

1. 阴虚发热，产后血虚发热　治阴虚发热，骨蒸潮热，或热病后期，余邪未尽，夜热早凉，常与地骨皮、知母、青蒿等同用；治产后血虚发热，低热不退及昏厥等症，可与当归、人参、甘草等补气血药同用，如白薇汤。与生地黄、玄参等清热凉血药同用，还可用治温邪入营，高热烦渴，神昏舌绛等症。

2. 热淋，血淋　治热淋、血淋涩痛，常与木通、滑石及石韦等清热利尿通淋药同用。

3. 痈疽肿毒　治热毒疮痈，可单味捣烂外敷，或配蒲公英、金银花、连翘等内服；治咽喉肿痛，多与桔梗、山豆根等药配伍；治毒蛇咬伤，可捣烂外敷。

此外，清泄肺热而透邪，可治肺热咳嗽；清退虚热而益阴，与玉竹、豆豉、薄荷同用，治疗阴虚外感，发热咽干、口渴心烦等症，如加减葳蕤汤。

【用量用法】　5～10g。

【禁忌】　血分无热，中寒便滑者勿用。

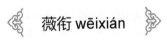

薇衔 wēixián

【本经】　味苦平。主风湿痹，历节痛，惊痫吐舌，悸气贼风，鼠瘘痈肿。一名糜衔。生川泽。

【形态】　茎赤，叶似白头翁。

【性味】　苦，平。

【归经】　入心、脾、肝、肾经。

【经义】　上述诸症，风湿热邪为患常见。本品味苦性平，能祛风，泄热，除湿，故能治以上诸症。

【禁忌】　无湿热者及妇人忌服。

【参考】　现名鹿衔草。

❀ 翘根 qiàogēn ❀

【本经】 味甘寒。主下热气，益阴精，令人面悦好，明目。久服轻身，耐老。生平泽。

【形态】 即连翘的根。

【性味】 甘，寒。

【归经】 入脾、肾经。

【经义】 本品性寒能清热，故主下热气。味甘能补血滋阴，故主益阴精。热清阴益，则阴平阳秘，面色美好，目自明，人身健如少年。

【禁忌】 虚热多汗及痈疽已溃者，忌服。

【参考】 本品有名未用。

❀ 水萍 shuǐpíng ❀

【本经】 味辛寒。主暴热身痒，下水气，胜酒，长须发，主消渴。久服轻身。一名水花。生池泽。

【形态】 漂浮水上面色，背紫红，腋下多须根。

【性味】 辛，寒。

【归经】 入肺、大肠、膀胱经。

【经义】 本品味辛性寒，得水气之清，体质轻浮，其性清燥，上宣肺气，外达皮毛，发汗泄热，下通膀胱，祛湿利水，故主暴热身痒。寒能清热，燥能除湿，故能下水气。酒性湿热，而水萍质轻不沉于水，气味辛寒，故能胜酒。毛窍利则血脉自荣，故长须发。湿热祛而经气和则津液复，故主消渴，久服轻身。

【现代功效】 宣散风热，透疹，利尿。

【临床应用】

1. 风热感冒 治风热感冒，发热无汗等症，可与薄荷、连翘、荆芥等药配伍；治风寒感冒，恶寒无汗，与麻黄、香薷、羌活等药同用。

2. 麻疹不透，风疹瘙痒 用治麻疹初起，透发不畅，与薄荷、蝉蜕等药配伍；治风疹瘙痒，与荆芥、蝉蜕、地肤子等疏风止痒药同用。

3. 水肿尿少 治水肿尿少兼表证者，可单用，或与麻黄、连翘、冬瓜皮等药配伍。

【用量用法】 3～9g。外用适量，煎汤浸洗。

【禁忌】 非实邪实热者禁用。

【参考】 即浮萍。古人所谓"发汗胜于麻黄，下水捷于通草"。

❀ 王瓜 wángguā ❀

【本经】 味苦寒。主消渴，内痹瘀血，月闭，寒热酸疼，益气愈聋。一名土瓜。生平泽。

【性味】 苦，寒。

【归经】 入心、脾、肾经。

【经义】 本品味苦性寒，功能导湿清热。湿祛热消，津液自生，消渴自止，故能主消渴。

热灼津枯，血燥瘀结，致痹塞不通，王瓜苦寒，能清血分瘀结而通经脉，故能治内痹瘀血，月闭。血分瘀结，以致营卫不通，故发为寒热酸疼，瘀结解，营卫和则疼痛自止，故能治寒热酸疼。瘀既久，能化湿热伤气，并上腾侵耳，本品能清热，热去则中气得益，耳聋亦随之自愈。

【禁忌】　无瘀热者，忌用。

地榆 dìyú

【本经】　味苦微寒。主妇人乳痓痛，七伤，带下病，止痛，除恶肉，止汗，疗金疮。生山谷。

【形态】　外面带褐色，内部黄色之柔软之根。

【性味】　苦，微寒。

【归经】　入肝、肾、胃、大肠经。

【经义】　妇人乳痓痛，七伤，带下，多由于肝经郁火所致。地榆苦寒，入肝凉血，能清泻郁火，疏达肝气，故能主之。止痛，除恶肉，皆以外疡言，血热火盛，则痛而多恶肉，地榆凉血泄热，故能主之。苦中带涩，故能止汗。能凉血除恶肉，故疗金疮。

【现代功效】　凉血止血，解毒敛疮。

【临床应用】

1. 血热出血证　治便血，与生地黄、黄芩等凉血止血药配伍，如约营煎；治痔疮出血，血色鲜红者，与槐角、防风等祛风清肠，凉血止血药配伍，如槐角丸；治血热甚，崩漏量多色红者，与清热凉血之生地黄、黄芩、牡丹皮等同用，如治崩极验方；治血痢不止者，与甘缓解毒之甘草同用，如地榆散。

2. 水火烫伤，湿疹，痈肿疮毒　治水火烫伤，可单用末，或配大黄粉，以麻油调敷；治湿疹及皮肤溃烂，以本品浓煎外洗，或用纱布浸药外敷；治疮疡痈肿初起未成脓者，可单用地榆煎汁浸洗，或湿敷患处。

【用量用法】　9～15g。外用适量，研末涂敷患处。

【禁忌】　气血虚寒者禁用。

海藻 hǎizǎo

【本经】　味苦寒。主瘿瘤气，颈下核，破散结气，痈肿，癥瘕坚气，腹中上下鸣，下十二水肿。一名落首。生池泽。

【形态】　生于海中之水藻，茎细而分歧，互生狭长叶，色黑，茎叶全同。

【性味】　苦，寒。

【归经】　入脾、肾经。

【经义】　本品《名医别录》记载"味咸，无毒"。肝胆火郁，痰气胶结，可见瘿瘤气，颌下核，结气。海藻苦寒而咸，能软坚，泄结，除热，故能主之。血热瘀滞而生痈肿，癥瘕，坚气，腹鸣上下，十二水肿，海藻泄结除热，咸润降利，使湿热从小便出，故均主之。

【现代功效】　消痰软坚散结，利水消肿。

【临床应用】

1. 瘿瘤，瘰疬，睾丸肿痛　治痰火凝聚瘿瘤，配昆布、浙贝母等，如海藻玉壶汤；治瘰疬，配夏枯草、玄参、连翘等同用，如内消瘰疬丸；治痰气互结的睾丸肿痛，配橘核、昆布、川楝子等，如橘核丸。

2. 脚气浮肿，水肿　本品有利水消肿作用，但单用力薄，可配泽泻、茯苓等利尿药同用。

【用量用法】　6～12g。

【禁忌】　脾胃虚寒者勿用。

泽兰 zélán

【本经】　味苦微温。主乳妇内衄，中风余疾，大腹水肿，身面四肢浮肿，骨节中水，金疮，痈肿疮脓。一名虎兰，一名龙枣。生泽傍。

【形态】　叶类薄荷叶。

【性味】　苦，微温。

【归经】　入肝、脾经。

【经义】　本品芳香透达，疏利经络，悦脾快气，疏肝行血，散瘀解结，故主乳妇内衄，中风余疾。苦能燥湿，行水利节，故主大腹水肿，身面四肢浮肿，骨节中水。苦还能泄热，故主金疮，痈肿疮脓。

【现代功效】　活血调经，祛瘀消痈，利水消肿。

【临床应用】

1. 血瘀证　治妇女血瘀之月经不调、痛经、经闭、产后瘀滞腹痛、恶露不尽，常与当归、川芎、益母草等配伍；治胸胁瘀阻刺痛，可与丹参、延胡索、郁金等配伍；治跌打损伤，可单用本品捣敷，亦可与乳香、当归、红花等配伍。

2. 疮痈肿毒　治疮痈肿毒，可与金银花、黄连、赤芍等配伍，如夺命丹。

3. 水肿，小便不利　治水瘀互结的水肿，常与益母草、防己、茯苓等配伍。

【用量用法】　6～12g。

【禁忌】　无瘀滞及血虚者禁用。

防己 fángjǐ

【本经】　味辛平。主风寒温疟，热气诸痫，除邪，利大小便。一名解离。生川谷。

【形态】　根外白内黄，有汉防己、木防己两种，汉防己根大而虚，横切之，内层有圆形花纹；木防己根较小，横切之，内层纹路弯曲。

【性味】　辛，平。

【归经】　入肺、膀胱经。

【经义】　防己《本经》言"辛平"，《名医别录》记载其"味苦，温，无毒"。本品气平清热，味辛能通，故主风寒温疟，热气诸痫，除邪。味苦主降，善除湿热邪气及下焦壅塞，故利大小便。

【现代功效】　祛风止痛，利水消肿。

【临床应用】

1. 风湿痹证　治风湿痹证湿热偏盛，肢体酸重，关节红肿疼痛，以及湿热身痛者，配滑石、薏苡仁、蚕沙等利湿清热通痹药，如宣痹汤；治风寒湿痹，四肢挛急者，配麻黄、肉桂、茯苓等散寒除湿药，如防己饮。

2. 水肿，小便不利，脚气 治湿热腹胀水肿，配椒目、葶苈子、大黄，即己椒苈黄丸。治风邪外袭，水湿内阻之头面水肿、小便不利、身重汗出恶风之风水证，配黄芪、白术、甘草等，如防己黄芪汤；若治一身悉肿，小便短少者之皮水证，配伏苓、黄芪、桂枝等，如防己茯苓汤；治脚气足胫肿痛、重着、麻木，配吴茱萸、槟榔、木瓜等。

此外，本品尚可用治湿疹疮毒。

【用量用法】 5～10g。

【禁忌】 凡阴虚而无湿热者禁用。

【参考】 现入药用防己科植物粉防己。

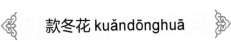

牡丹 mǔdān

【本经】 味辛寒。主寒热，中风，瘛疭，痉，惊痫邪气，除癥坚，瘀血，留舍肠胃，安五脏，疗痈疮。一名鹿韭，一名鼠姑。生山谷。

【形态】 牡丹之根皮，外红紫内分白。

【性味】 辛，寒。

【归经】 入肝、胆、心、肾经。

【经义】 牡丹味辛气寒，味辛能散寒解表，气寒能清热，故主寒热。肝为风脏，肝风挟浊火上逆，血不宣而气壅，则为中风瘛疭，痉，惊痫邪气。牡丹气寒清降，能凉肝泄热，所以主之。血滞火迫，则成瘀血，日久成坚癥，留舍肠胃，热壅经络则为痈疮，牡丹寒可清热，辛可散结，故能除癥坚瘀血，留舍肠胃，疗痈疮。牡丹辛寒清血，血清则阴足而五脏安。

【现代功效】 清热凉血，活血化瘀。

【临床应用】

1. 热入营血，温毒发斑，吐血衄血；温病伤阴，无汗骨蒸 治温热病热入营血，迫血妄行所致发斑、吐血、衄血，配水牛角、生地黄、赤芍等清热凉血药同用。温病伤阴，邪伏阴分，夜热早凉，无汗骨蒸，与鳖甲、知母、生地黄等配伍，如青蒿鳖甲汤。

2. 血滞经闭，痛经，跌打伤痛，痈肿疮毒 治血滞经闭、痛经，常配丹参、当归等活血调经药同用；治跌打伤痛，与红花、乳香、没药等配伍；治火毒炽盛，痈肿疮毒，多配金银花、蒲公英等清热解毒药同用；配大黄、桃仁、芒硝等，可治瘀热互结之肠痈初起，如大黄牡丹皮汤。

【用量用法】 6～12g

【禁忌】 凡脾胃虚寒，无血热者禁用。

【参考】 现代称牡丹皮。

款冬花 kuǎndōnghuā

【本经】 味辛温，主咳逆上气，善喘，喉痹，诸惊痫，寒热邪气。一名橐吾，一名颗冻，一名虎须，一名菟奚。

【形态】 青褐色大如指头之花蕾。

【性味】 辛，温。

【归经】　入肺、肝经。

【经义】　款冬花味辛润肺，气温宣通，故主咳逆上气，善喘。火结于喉，而为喉痹，喉亦属肺，本品辛温通肺，故能主之。肝气上逆火炎，而为诸惊痫，款冬花温能达肝，辛能降气，气降火平，所以主之。又辛温能散寒，轻扬能外达，故主寒热邪气。

【现代功效】　润肺下气，止咳化痰。

【临床应用】

诸种咳嗽　治寒邪伤肺，久咳不止，常与紫菀相须为用，如紫菀散；治外感风寒，痰饮内停，咳喘痰多，配麻黄、细辛、半夏等，以解表散寒、宣肺化痰平喘，如射干麻黄汤；治肺热咳喘，配伍川贝母、桑白皮等；以清热化痰、止咳平喘，如款冬花汤；治肺气虚而咳者，配伍人参、黄芪等，以补肺益气；治阴虚燥咳，配沙参、麦冬等，以养阴润燥止咳；咳喘日久痰中带血，配百合同用，如百花膏；治肺痈咳吐浓痰，配桔梗、薏苡仁等，以清热化痰排脓，如款花汤。

【用量用法】　5～10g。

【禁忌】　凡阴虚肺有实热者勿用。

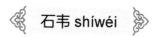

石韦 shíwéi

【本经】　味苦平。主劳热邪气，五癃闭不通，利小便水道。一名石皮。生山谷石上。

【形态】　长椭圆之叶，蔓生石上，其叶如皮，故名韦。色淡绿，背淡褐，满布坚韧茸毛，用时刮去茸毛。

【性味】　苦，平。

【归经】　入肺、小肠、膀胱经。

【经义】　石韦《本草蒙筌》记载"气平，微寒"。本品生于石上，凌冬不凋，苦则气行金肃，寒则热除水利，功能上清肺金之火滋水之化源，下除膀胱湿热而利小便水道，故主不通诸症。劳热在骨，邪气在皮，劳热邪气者，五脏之热邪也，肺为五脏之华盖，清肺金之热使金水相生，水生则火熄，五脏之热当亦随之而除，故能主劳热邪气。

【现代功效】　利尿通淋，清肺止咳，凉血止血。

【临床应用】

1. 淋证　治热淋，可以本品与滑石为末服；治血淋，与当归、蒲黄、芍药等同用，如石韦散；治石淋，常与鸡内金、金钱草、海金沙等配伍。

2. 肺热咳喘　治肺热咳喘痰多，可与清肺化痰之鱼腥草、黄芩、芦根等同用。

3. 血热出血　治血热妄行之吐血、衄血、尿血、崩漏，可单用或配伍侧柏叶、栀子、小蓟等凉血止血药。

【用量用法】　6～12g。

【禁忌】　凡无实热、湿热者勿用。

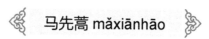

马先蒿 mǎxiānhāo

【本经】　味苦平。主寒热鬼疰，中风湿痹，女子带下病，无子。一名马屎蒿。生川泽。

【形态】　草本植物，叶呈长椭圆状披针形，互生或对生。

【性味】 苦，平。

【归经】 入肝、脾经。

【经义】 本品味苦而性平，色青而气香，功能祛风，清利湿热，故能主上述诸证。

【禁忌】 凡无湿热者勿用。

积雪草 jīxuěcǎo

【本经】 味苦寒，主大热，恶疮痈疽，浸淫赤𤸷，皮肤赤，身热。生川谷。

【形态】 茎方圆形，受阳光处蔓延地上，随处生根，叶肾形。

【性味】 苦，寒。

【归经】 入胃、大肠、小肠、膀胱经。

【经义】 上述诸证皆因热所致，本品味苦性寒，功能清热泻火解毒，故皆主之。

【现代功效】 清热利湿，解毒消肿。

【临床应用】

1. 湿热证 与冰糖煎服，用治湿热黄疸；鲜叶搓成小团，嚼细开水吞服，用治中暑腹泻；捣烂绞汁单用或与冰糖顿服，用治石淋、血淋。

2. 痈肿疮毒 单用外敷可用于疔疮、缠腰火丹等。

3. 跌扑损伤 外敷可用于跌打损伤、刀伤出血等证。

【用量用法】 15～30g。

【禁忌】 阴疽及脾胃虚寒者，忌用。

女菀 nǚwǎn

【本经】 味辛温。主风寒洗洗，霍乱泄痢，肠鸣上下无常处，惊痫寒热，百疾。生川谷。

【形态】 宿根草本，叶细长而小，互生。

【性味】 辛，温。

【归经】 入肺、肝经。

【经义】 本品辛能祛风散邪，温能暖中去寒，故能主风寒洗洗，霍乱泄痢，肠鸣上下无常处。其辛温祛风宣散之功，能主惊痫寒热，百疾。

【禁忌】 无风寒及体虚者，忌用。

王孙 wángsūn

【本经】 味苦平。主五脏邪气，寒湿痹，四肢痛酸，膝冷痛。生川谷。

【形态】 草本植物，茎顶端四叶轮生，呈长椭圆形。

【性味】 苦，平。

【归经】 入脾经。

【经义】 脾主运化，脾土为湿邪所困，则见寒湿痹，四肢痛酸，膝冷痛，累及他脏，见五脏邪气。本品味苦能燥湿，功能助脾以胜邪，脾气旺则湿邪除，故主上述各症。

【禁忌】 无湿者，忌用。

蜀羊泉 shǔyángquán

【本经】　味苦微寒。主头秃恶疮，热气疥瘙痂癣虫，疗龋齿。生川谷。

【形态】　多年生草本，茎细长，叶长卵圆形。

【性味】　苦，微寒。

【归经】　入心、脾经。

【经义】　湿热之邪侵袭于皮肤肌肉而生秃疮疥癣等症，本品味苦性寒，能清热燥湿，使虫无由而生，故治之。

【禁忌】　无湿热者，忌用。

爵床 juéchuáng

【本经】　味咸寒。主腰脊痛，不得著床，俯仰艰难，除热，可作浴汤。生山谷。

【形态】　草本植物，节梢膨大，叶长椭圆形。

【性味】　咸，寒。

【归经】　入肾经。

【经义】　腰为肾之府，肾虚为风热所乘，见腰脊痛，不得着床，俯仰艰难等症。经云："热淫于内，治以咸寒。"本品味咸性寒功能清热补肾，故能治之。

【禁忌】　肾元虚寒者，忌用。

【参考】　现代临床少用。

栀子 zhīzǐ

【本经】　味苦寒。主五内邪气，胃中热气，面赤酒皶皰鼻，白癞，赤癞，疮疡。一名木丹。生川谷。

【形态】　椭圆形果实，外壳甚薄，有纵裂而凸起之棱，中藏红褐色之肉与多数种子，气芳香，味苦。

【性味】　苦，寒。

【归经】　入心、肺、胃经。

【经义】　栀子味苦性寒，无毒，苦能泄热，寒能清火，故能清解五脏邪热，胃中热气。面赤酒皶皰鼻，为心火炽盛之候，栀子味苦入心能清火，所以主之。诸痛痒疮皆属于心，心属火，栀子似心，形开似肺，肺主皮毛，能清肌肉热毒之见于皮毛者，故主白癞，赤癞，疮疡。

【现代功效】　泻火除烦，清热利湿，凉血解毒。外用消肿止痛。焦栀子：凉血止血。

【临床应用】

1. 热病心烦　治外感热病，发热烦闷，每与淡豆豉同用，以宣泄热邪，解郁除烦，如栀子豉汤；若治热病火毒炽盛，高热烦躁，神昏谵语，常与黄芩、黄连、黄柏等配伍，如黄连解毒汤。

2. 湿热黄疸　治湿热郁蒸肝胆之黄疸、小便短赤，常配伍茵陈、大黄等药，以利湿退黄，如茵陈蒿汤。

3. 淋证涩痛　治湿热下注之热淋涩痛或血淋，常与木通、车前子、滑石等药配伍用，如八正散。

4. 血热出血　治血热妄行之吐血、衄血、尿血等，可与白茅根、生地黄、侧柏叶等药配伍，以增强凉血止血之效，如十灰散。

5. 火毒疮疡　治三焦热盛所致之火毒疮疡、目赤肿痛，常与金银花、黄连、大黄等药配伍，以清热解毒，消肿止痛，如栀子金花丸。

【用量用法】　6～10g。外用生品适量，研末调敷。

【禁忌】　凡气虚便溏，呕吐，无湿热郁火者勿用。

竹叶 zhúyè

【本经】　味苦平。主咳逆上气，溢筋急恶疡，杀小虫。根作汤，益气止渴，补虚下气。汁主风痉。实通神明，轻身益气。

【形态】　竹茎中空，有明显之突节，叶青色。

【性味】　苦，平（寒）。

【归经】　入心、胃、脾、肺经。

【经义】　竹叶体轻气薄，味苦性寒，故主上焦之风热咳逆上气。苦能燥湿，寒能胜热，故疗筋急恶疡（《本草纲目》"溢"作"疗"）。味苦能清血热，血热清，则津生渴止，脾胃转健而气亦调，故其根作汤，益气止渴，补虚下气。因风痉乃热极所致，竹汁为清热劫痰镇痉之品，故其汁能治风痉。因竹实苦降能除上焦烦热，为宁心开郁之品，故能通神明，轻身益气。

【现代功效】　清热除烦，生津，利尿。

【临床应用】

1. 热病烦渴　治热病伤津，烦热口渴，常与石膏、知母、玄参等药配伍，如清瘟败毒饮。治热病后期，气津两伤，虚烦口渴，可与人参、石膏、麦冬等配伍，如竹叶石膏汤。

2. 口舌生疮，尿赤涩痛　治心火上炎之口舌生疮，心烦尿赤，或心热移于小肠之小便短赤涩痛，常与木通、生地黄、甘草等药配伍，以清心利尿，如导赤散。

此外，竹叶卷心清心泻火作用尤强，可治温病热陷心包，心烦躁扰，神昏谵语，每与玄参、莲子心、连翘心等配伍，如清宫汤。

【用量用法】　6～10g。

【参考】　现代临床多用《本草纲目》记载之淡竹叶。

檗木 bòmù

【本经】　味苦寒。主五脏肠胃中结热，黄疸，肠痔，止泄痢、女子漏下，赤白，阴阳伤，蚀疮。一名檀桓。

【形态】　黄柏树第二层树皮，色娇嫩鲜黄。

【性味】　苦，寒。

【归经】　入肾、膀胱经。

【经义】　黄疸为胃经湿热，肠痔为大肠火结，泄痢为大肠湿热，漏下，赤白，阴阳伤，蚀疮，亦由血热妄行，或由湿热下注所致。黄柏味苦性寒，寒能清热，苦可燥湿，专入肾与膀胱，能解在内之伏热，治五脏郁热结于肠胃，故主上述诸证。

【现代功效】　清热燥湿，泻火除蒸，解毒疗疮。

【临床应用】

1. 湿热泻痢，黄疸尿赤，带下阴痒，热淋涩痛，脚气痿躄　治湿热蕴结肠胃之泻痢腹痛，常与白头翁、黄连、秦皮等药配伍，如白头翁汤；若治湿热郁蒸之黄疸，可与栀子、甘草配伍，如栀子柏皮汤；治湿热下注之阴痒带下，黄浊臭秽，常与芡实、车前子、白果等药配伍，如易黄汤；若治湿热蕴结膀胱，小便短赤涩痛，宜与萆薢、茯苓、车前子等药同用，如萆薢分清饮；若治湿热浸淫筋脉所致脚气、足膝肿痛、痿躄，每与苍术、牛膝配伍，如三妙丸。

2. 疮疡肿毒，湿疹湿疮　治火热毒盛所致之疮疡肿毒，常与黄芩、黄连、栀子配伍，如黄连解毒汤，内服外用均可；治湿疹瘙痒，可与荆芥、苦参、白鲜皮等清热解毒燥湿药配伍。

3. 骨蒸劳热，盗汗，遗精　治阴虚火旺，骨蒸潮热，腰酸耳鸣，盗汗遗精，每与知母、地黄、山药等药配伍，如知柏地黄丸。

【用量用法】　3～12g。外用适量。

【禁忌】　脾虚泄泻，气弱食少，非实热者忌用。

【参考】　《本经》之蘗木为小蘗科植物，今用芸香科植物，现名黄柏。

吴茱萸 wúzhūyú

【本经】　味辛温。主温中下气，止痛，咳逆寒热，除湿血痹，逐风邪，开腠理。根，杀三虫。一名藙。生川谷。

【形态】　细小果实，晒干，由红紫色变黑色，内有种子。

【性味】　辛，温。

【归经】　入肝、脾、胃经。

【经义】　脾为中土，肺主气，同为太阴之经，吴茱萸味辛性温，气温则肺气下行，而太阴亦缓，故主温中下气。寒邪客于胸腹，则气阻不通而痛，辛散则流行和畅，故能止痛。肺气畅则水道通调，故主除湿。血涩则成痹，血得温而行，故主血痹。肺主皮毛而司腠理，辛温发散，故能逐风邪，开腠理。

【现代功效】　散寒止痛，降逆止呕，助阳止泻。

【临床应用】

1. 寒滞肝脉诸痛证　治寒侵肝脉，疝气疼痛，常与小茴香、川楝子、木香等温经散寒、行气止痛药同用，如导气汤。治肝胃虚寒，浊阴上逆之厥阴头痛、呕吐涎沫，常配生姜等药，如吴茱萸汤。治冲任虚寒，瘀血阻滞之痛经，常与桂枝、川芎、当归等温经通脉、活血养血药同用，如温经汤。治寒湿脚气肿痛，或上冲入腹，胀满疼痛，常与槟榔、苏叶、木瓜等行气除湿药同用，如鸡鸣散。

2. 呕吐吞酸　治肝胃虚寒之脘腹胁痛，呕吐泛酸，常与人参、生姜等温中补虚止呕药同用。治肝火犯胃，肝胃不和之胁痛口苦，呕吐吞酸，常与黄连同用，即左金丸。

3. 虚寒泄泻　治脾肾阳虚之五更泄泻，多与温补脾肾、涩肠止泻之补骨脂、肉豆蔻、五味子同用，即四神丸。

【用量用法】 2～5g。外用适量。

【禁忌】 阴虚有热者勿用。

 桑根白皮 sānggēnbáipí

【本经】 味甘寒。主伤中五劳六极羸瘦，崩中脉绝，补虚益气。叶，除寒热，出汗。

【形态】 根长大，其外皮为金红色，刮去外皮，为白色纤维质。

【性味】 甘，寒。

【归经】 入肺、脾、肾经。

【经义】 本品味甘气寒，伤中为中气伤，五劳为五脏劳伤，六极为六腑之中气极，羸瘦为肌肉脱，崩中为血脱，脉绝为气血两虚，故脉不来，此皆由阴不足而阳有余，阳有余则火盛而内热所致。桑白根皮甘寒可以除内热，热除则以上诸症自愈，邪去正复，故为补虚益气。叶味辛，苦甘寒而性散，故能除寒热发汗。

【现代功效】 泻肺平喘，利水消肿。

【临床应用】

1. 肺热咳喘 治肺有伏火郁热，咳喘蒸热，配伍地骨皮、甘草、粳米等清降肺火药同用，如泻白散；治肺虚有热而咳喘痰多、潮热盗汗，则常配伍人参、五味子、熟地黄等，以补气清肺止咳，如补肺汤；治水饮停肺，咳逆上气，喘息不得卧，与麻黄、杏仁、葶苈子等宣肺逐饮药配伍。

2. 水肿 治肺气不宣，水气不行，全身水肿、面目肌肤浮肿、小便不利者，配伍茯苓皮、大腹皮、生姜皮等利水行气药同用，如五皮饮。

此外，本品能清肝降压，治疗肝阳上亢、肝火偏旺的头晕目眩、面红目赤，常配黄芩、夏枯草、决明子等，现代用于高血压属肝阳上亢者；尚有止血之功，用于治疗咳血、衄血。

【用量用法】 6～12g。

【禁忌】 风寒新感，腹泻，肺虚无火，寒嗽忌用。

【参考】 现名桑白皮。

 芜荑 wúyí

【本经】 味辛平。主五内邪气，散皮肤骨节中淫淫温行毒。去三虫，化食。一名无姑，一名蒇蘠。生川谷。

【形态】 芜荑树之荚实，气臭腥，较榆荚为大。

【性味】 辛，平。

【归经】 入肺、胃、大肠经。

【经义】 本品辛平，走肺与大肠经。辛能散风，祛风散湿，故散五脏皮肤骨节中邪毒。湿盛生虫，本品能清除一切郁热，杜生虫之源，故去三虫，化食。

【现代功效】 杀虫消积。

【临床应用】

1. 虫积腹痛 治蛔虫、蛲虫、绦虫之虫积腹痛，可单用本品和面粉炒成黄色，为末，米饮送服；亦可与槟榔、木香等配伍，以驱虫止痛，如芜荑散。

2. 小儿疳积　治小儿疳积腹痛，形瘦面黄，泄泻者，可与人参、茯苓、白术、鸡内金等配伍，以健脾、消积，如布袋丸。

此外，本品外用能祛湿杀虫止痒，治疗疥癣恶疮。

【用量用法】　3～10g。

【禁忌】　脾胃虚弱，无虫疾者，勿用。

枳实 zhǐshí

【本经】　味苦寒。主大风在皮肤中如麻豆苦痒，除寒热结，止痢。长肌肉，利五脏，益气，轻身。生川泽。

【形态】　球圆形果实，未成熟前为枳实，体小皮厚而坚实，色青绿；成熟后为枳壳，体大皮薄而空虚，色黄褐。

【性味】　苦，寒。

【归经】　入肺、胃经。

【经义】　受热感寒，成于阳则发，成于阴则结，若久结不解，留于中则肌肉损削，留于下，则下利结滞。枳实苦寒泄降，能下结滞，使胃肠流通，气机通畅，故能止痢长肌肉。脾胃主行气于五脏，脾胃滞则五脏皆滞。肠胃通则脾气宣，谷气行，故利五脏。大风在皮肤中，形如麻痘苦痒，即现称风疹，风本流动之邪，皮肤中为肌肉之间，是寒热结余于内，风复袭于外，宜解散，枳实治里，又能解表，所以主之。邪去正复，故云"益气，轻身"。

【现代功效】　破气消积，化痰散痞。

【临床应用】

1. 胃肠气滞证　治饮食积滞，脘腹胀痛，嗳腐吞酸，与莱菔子、山楂、神曲等配伍；治脾胃虚弱，脘腹痞满胀闷，与白术配伍，以行气健脾消痞，如枳术丸；若治热结便秘，痞满胀痛，可与大黄、芒硝、厚朴等配伍，以行气破结，泻热通便，如大承气汤；用治湿热积滞，脘痞腹满或泻痢后重，常与大黄、黄连、黄芩等配伍，以清热除湿，行气导滞，如枳实导滞丸；用治脾虚气滞，寒热互结，心下痞满，常与厚朴、黄连、半夏等配伍，如枳实消痞丸。

2. 痰阻气滞证　治痰浊阻闭，胸阳不振，胸痹心痛，常与薤白、桂枝、瓜蒌等配伍，如枳实薤白桂枝汤；治痰热结胸，可与瓜蒌、半夏、黄连等配伍，以清热化痰，消痞散结；治痰涎壅盛，咳嗽痰多，可与半夏、陈皮等配伍。

此外，本品尚可用治脾气虚、中气下陷之胃下垂、子宫脱垂、脱肛等脏器下垂证，常与补气、升阳之黄芪、柴胡、升麻等配伍，以增强升提之力。

【用量用法】　3～10g。

【禁忌】　气虚腹泻，无湿滞者勿用。

【参考】　枳实、枳壳《本经》未有分别。魏晋以来，始区别使用，枳实体小性苦，下气较枳壳为速；枳壳体大行气，能开胸宽肠，故气滞用枳壳，气实用枳实。

厚朴 hòupò

【本经】　味苦温。主中风、伤寒、头痛，寒热惊悸，气血痹，死肌，去三虫。生山谷。

【形态】 树之根皮及茎皮，卷如筒者名朴筒，筒小者名朴耳，形大如不卷者曰板朴，色紫褐有油，有香微辣味，以旧为好。

【性味】 苦，温。

【归经】 入脾、胃、大肠经。

【经义】 上述诸症，或为风寒外袭，或为湿邪内扰。厚朴温而能散，苦而能泄，散则气行，泄则血行，故能主上述诸证。

【现代功效】 燥湿消痰，下气除满。

【临床应用】

1. 湿阻中焦证 治湿阻中焦，脾胃气滞之脘腹胀满、不思饮食、嗳气吞酸、倦怠便溏等，与苍术、陈皮等配伍，如平胃散。

2. 胃肠气滞证 治脾胃气滞，脘腹胀痛、大便不通，与枳实、大黄配伍，即厚朴三物汤；治食积不化，脘腹胀痛、嗳腐吞酸，与枳实、麦芽等行气消食药配伍，如枳实消痞丸；治实热积滞之腹胀便秘，常与大黄、芒硝、枳实配伍，以泻热通便、行气导滞，即大承气汤；治脾虚气滞，食少体倦，脘腹胀满，常与人参、白术等补气健脾药配伍。

3. 痰饮喘咳 治痰饮阻肺，咳喘短气、胸膈满闷，与苏子、半夏、陈皮等配伍，如苏子降气汤；治寒饮化热，胸闷气喘、喉间痰声漉漉、烦躁不安者，与石膏、麻黄、杏仁等配伍，如厚朴麻黄汤；治宿有喘病，又外感风寒而发者，与桂枝、杏仁等配伍，如桂枝加厚朴杏子汤。

此外，治痰气互结咽喉之梅核气，咽中如有物阻，咯吐不出，吞咽不下，常与半夏、茯苓、苏叶等配伍，如半夏厚朴汤。

【用量用法】 3～10g。

【禁忌】 肠胃虚，血气不足者忌用。

秦皮 qínpí

【本经】 味苦微寒。主风寒湿痹，洗洗寒气，除热，目中青翳白膜。久服头不白，轻身。生川谷。

【形态】 青绿色多胶之树皮，皮有白点，以水浸之，立变碧青。

【性味】 苦，微寒。

【归经】 入肝、胆经。

【经义】 秦皮苦能燥湿，寒能泄热，其色青，禀木气而能疏达，故主风寒湿痹，除热。目中青翳白膜，多由肝热所致，本品能清泻肝热，所以主之。发为血之余，血足则发黑，肝经郁火，藏血失职，发不得荣，或肝经湿热，流注毛窍等，可致其色变白，秦皮燥湿清肝，血荣于发，故可治发白。血充且运行流畅，则精神得养，身体轻捷。

【现代功效】 清热燥湿，收涩止痢，止带，明目。

【临床应用】

1. 湿热或热毒痢疾，湿热带下 治湿热或热毒痢疾，便下脓血，里急后重，常与黄柏、黄连、白头翁等清热解毒、燥湿止痢药配伍，即白头翁汤；治妇女湿热下注，带下腥臭，可与椿皮、黄柏等清热燥湿药同用。

2. 目赤肿痛，目生翳障 治肝火目赤，翳膜遮睛，常与决明子、菊花、夏枯草等清肝明目药配伍，亦可配黄连煎汁外洗，以增强其明目之效。

【用量用法】 6～12g。外用适量，煎洗患处。

【禁忌】 胃虚少食，无实热证者勿用。

秦椒 qínjiāo

【本经】 味辛温。主风邪气，温中，除寒痹，坚齿发，明目。久服轻身，好颜色，耐老，增年通神。生川谷。

【形态】 细小果实，生青熟红。

【性味】 辛，温。

【归经】 入脾、肺、心包、肾经。

【经义】 本品辛能散风，温能逐寒，故主风邪气，温中除寒痹。色赤入心能导火下行，温助肾气。肾主骨，心主血，齿者骨之余，发者血之余，心肾之气旺，外邪被除，五脏调和，六腑通利，官窍各司其职，故能齿坚固发，耳目聪明，颜色美好。久服人精神健旺，增年耐老。

【现代功效】 温中止痛，杀虫止痒。

【临床应用】

1. 脾胃寒证 治脘腹冷痛、呕吐，若外寒内侵所致，常与生姜、豆蔻等药同用；若脾胃虚寒所致，常与干姜、人参等温中健脾药同用，如大建中汤。治寒湿泄泻腹痛，可与苍术、厚朴等药同用。

2. 湿疹瘙痒，阴痒，蛔虫腹痛 治湿疹瘙痒、阴痒，可单用，或与苦参、黄柏、地肤子等药煎汤外洗。治蛔厥腹痛、手足厥冷，常与乌梅、黄连、干姜等药寒热并用以安蛔，如乌梅丸。

【用量用法】 3～6g。外用适量，煎汤熏洗。

【禁忌】 凡阴虚火旺及气虚甚者，勿用。

【参考】 秦椒与蜀椒味同、功似，现均为花椒的来源。

山茱萸 shānzhūyú

【本经】 味酸平。主心下邪气寒热，温中，逐寒湿痹，去三虫。久服轻身。一名蜀枣。生山谷。

【形态】 椭圆形之果实，生绿熟红，中有大核，去核取其皮肉入药用。

【性味】 酸，平。

【归经】 入肝、脾、肾经。

【经义】 山茱萸《名医别录》言其"微温，无毒"。本品味酸能敛肝肾，使阴有所育，阳有所守，阴平阳秘，寒热邪气自除。性微温能温中，寒湿之邪伤及肝肾，或肝肾虚而致寒湿着痹，此能入肝肾温通气分，逐寒祛湿，虫无所生，故主湿痹，去三虫。因本品培固先天之本，能使精气充足，故人体自当耳目聪敏，筋骨强壮而身轻快捷。

【现代功效】 补益肝肾，收敛固涩。

【临床应用】

1. 肝肾不足证 治肝肾阴虚，头晕目眩、腰酸耳鸣者，常与熟地黄、山药等配伍，以滋阴益肾，如六味地黄丸；治命门火衰，腰膝冷痛，小便不利者，常与肉桂、附子等同用，以补火助阳，如肾气丸；治肾阳虚阳痿者，多与鹿茸、巴戟天、淫羊藿等补肾壮阳之品同用。

2. 遗精滑精，遗尿尿频 治肾虚精关不固之遗精、滑精者，常与熟地黄、山药等同用，如六味地黄丸、肾气丸；治肾虚膀胱失约之遗尿、尿频者，常与覆盆子、桑螵蛸等益肾固涩药同用。

3. 崩漏带下，月经过多 治妇女肝肾亏损，冲任不固之崩漏及月经过多者，常与熟地黄、白芍、当归等补血药同用，如加味四物汤；若脾气虚弱，冲任不固而漏下不止者，常与龙骨、黄芪、五味子等益气固涩之品同用，如固冲汤。

4. 大汗不止，体虚欲脱 治大汗欲脱或久病虚脱者，常与人参、附子、龙骨等同用，以益气回阳，敛汗固脱。

此外，本品亦治消渴证，多与生地黄、天花粉等同用。

【用量用法】 6～12g。

【禁忌】 命门火炽，膀胱热结，小便不利，素有湿热者，勿用。

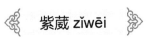

紫葳 zǐwēi

【本经】 味酸微寒。主妇人产乳余疾，崩中。癥瘕血闭，寒热羸瘦，养胎。生川谷。

【形态】 黄赤色不整齐之合瓣大花，做五裂，入药用花。

【性味】 酸（咸），微寒。

【归经】 入肝、心经。

【经义】 产后阴血已亏，孤阳偏旺致产乳余疾；血中伏火，迫血妄行，则为崩中之疾。内结不散，则为癥瘕血闭，寒热羸瘦等症。本品色赤入心，味酸入肝，功能清二经之血热瘀滞，为清热祛瘀之品，热去瘀消，则上述诸证自愈。

【现代功效】 活血通经，凉血祛风。

【临床应用】

1. 血瘀证 治血瘀月经不调、经闭，可与当归、红花、牡丹皮等配伍；治癥瘕积聚，可与鳖甲、土鳖虫等配伍，如鳖甲煎丸；治跌打损伤，瘀滞肿痛，可单用捣敷，亦可与乳香、没药等配伍。

2. 风疹瘙痒 治风热痒疹，可单用本品为末，酒调服，或与生地黄、牡丹皮、蝉蜕等配伍。

【用量用法】 5～9g。

【禁忌】 凡血虚久崩，腹泻外感，无瘀滞者禁用。孕妇忌用。

【参考】 本品即凌霄花。张隐庵谓近用此为通经下胎药，《本经》养胎二字，当是堕胎之为。故养胎之功，需进一步研究。

猪苓 zhūlíng

【本经】 味甘平。主痎疟，解毒，蛊疰不祥，利水道。久服轻身耐老。一名豭猪屎。生山谷。

【形态】 不正圆块根，状类猪屎，质轻，外皮黑色，内部白色。

【性味】 甘，平。

【归经】　入脾、肾、膀胱经。

【经义】　本品寄生于枫树之根，古人认为得枫树之余气以生。味甘淡，气味均薄，为清热渗湿之药。痎疟、蛊疰等症多因于湿而生，猪苓淡以利窍，湿除而疟止。甘平渗利，故利水道。水湿祛，痰自除，痰去则身体轻健而耐老。

【现代功效】　利水渗湿。

【临床应用】

水肿，小便不利，泄泻，淋证　治水湿内停之水肿、小便不利，可单用或与茯苓、泽泻、桂枝配伍，如五苓散；若水热互结，阴虚小便不利、水肿，则与滑石、泽泻、阿胶等泻热滋阴药合用，如猪苓汤。治湿盛泄泻，与茯苓、白术、泽泻配用，如四苓散；治热淋，小便不通，淋沥涩痛，配生地黄、滑石、木通等，如十味导赤汤。

【用量用法】　6～12g。

【禁忌】　凡脾胃虚而无湿热者勿用。

白棘 báijí

【本经】　味辛寒。主心腹痛，痈肿，溃脓，止痛。一名棘针。生川谷。

【形态】　枣树小而丛生者。

【性味】　辛，寒。

【归经】　入肝、肾经。

【经义】　辛能散结，寒能清热，入肝经，功能散肝气郁结，故主心腹痛。又能活血行瘀清热，故能治痈肿，溃脓，止痛。

【参考】　本品有名未用。

龙眼 lóngyǎn

【本经】　味甘平。主五脏邪气，安志，厌食。久服强魂，聪明，轻身不老，通神明。生山谷。

【形态】　植物果实，色微赤，作球圆形，晒干去壳核，取肉用。

【性味】　甘，平。

【归经】　入心、脾经。

【经义】　上述诸证，因脾虚血少所致。本品甘能补脾益心，为大补心脾之药。心血足则志安，脾得补则食健，故主上述诸证。

【现代功效】　补益心脾，养血安神。

【临床应用】

气血不足，心悸怔忡，健忘失眠，血虚萎黄　治思虑过度，劳伤心脾所致的气血不足，心悸怔忡，健忘失眠，血虚萎黄，单用即效，亦常与当归、酸枣仁、黄芪等配伍，以益气补血，健脾养心，如归脾汤。此外，若老弱体衰、产后等气血不足者，可单用本品加白糖蒸熟，开水冲服，即玉灵膏。

【用量用法】　9～15g。

【禁忌】　外感风寒，内有郁火，中满者禁用。

木兰 mùlán

【本经】 味苦寒。主身大热在皮肤中，去面热赤疱酒皶，恶风癫疾，阴下痒湿，明目。一名林兰。生山谷。

【形态】 落叶乔木，叶倒卵形。

【性味】 苦，寒。

【归经】 入肝、肺经。

【经义】 本品味苦而性寒，苦能燥湿，寒能清热，入肺经，清泄皮肤之热，可主身大热在皮肤中。风气通于肝，风湿上行则为面热赤疱，酒皶。风走空窍，引入恶风，则为癫疾。风湿下注则阴下湿痒。本品清泄肺经之热，能清肃肺经，滋肾生水而制肝风，使上下风热皆除，精髓充足，故诸证全愈，耳目自明。

【禁忌】 无实热者，忌用。

五加皮 wǔjiāpí

【本经】 味辛温。主心腹疝气，腹痛，益气，疗躄，小儿不能行，疽疮阴蚀。一名豺漆。

【形态】 每支五叶，相交加而生，故名五加。入药用根皮，外面黄黑，内色白。

【性味】 辛，温。

【归经】 入肝、肾经。

【经义】 五加《本经》言"辛温"，《开宝本草》记载"辛、苦，温"。阴盛遏阳见心腹疝气，腹痛。五加皮辛苦而温，能行郁滞之阳气，所以主之。味辛性温，能屈风逐湿，风湿去则筋骨健，故主疗躄，小儿不能行。疽疮阴蚀，多由风湿凝结，故并主之。

【现代功效】 祛风除湿，补益肝肾，强筋健骨，利水消肿。

【临床应用】

1. 风湿痹证 治风湿痹证，腰膝疼痛，筋脉拘挛，可单用或配当归、牛膝、地榆等，如五加皮酒；亦配木瓜、松节同用，即五加皮散。

2. 筋骨痿软，小儿行迟，体虚乏力 治肝肾不足，筋骨痿软者，配杜仲、牛膝等，如五加皮散；治小儿行迟，配龟甲、牛膝、木瓜等。

3. 水肿，脚气 治水肿，小便不利，配茯苓皮、大腹皮、生姜皮、地骨皮，即五皮散；若治风寒湿壅滞之脚气肿痛，配远志，即五加皮丸。

【用量用法】 5～10g。

【禁忌】 凡下部无风湿及阴虚火旺者禁用。

卫矛 wèimáo

【本经】 味苦寒。主女子崩中下血，腹满汗出，除邪，杀鬼毒蛊疰。一名鬼箭。

【形态】 落叶灌木，茎有硬皮质翅状突起。

【性味】 苦，寒。

【归经】 入肺、肝、脾经。

【经义】　本品味苦而性寒，苦能杀虫，性寒能降热清血，为清热行瘀杀虫之品。故能治血热妄行之女子崩中带下，以及瘀血结于腹中，气血阻滞不通之腹满汗出。瘀去热清，气血畅达，正气恢复，邪气当自除。

【禁忌】　无瘀滞者以及孕妇，忌用。

合欢 héhuān

【本经】　味甘平。主安五脏，利心志，令人欢乐无忧。久服轻身明目，得所欲。生益州山谷。

【形态】　外面平滑，呈灰褐色，内面呈黄褐色之树皮。

【性味】　甘，平。

【归经】　入心、脾经。

【经义】　五脏不安，心志不宁，精神抑郁以及视力不足等，皆由心脾两虚，五脏不得其养所致。本品甘平，甘能益脾，脾实则五脏自安。甘能缓，心气缓则心志利，神明欢乐无忧，得所欲。五脏安则身体轻捷，目明。

【现代功效】　解郁安神，活血消肿。

【临床应用】

1. 心神不安，忧郁失眠　治情志不畅，抑郁寡欢，烦躁失眠，可单用，亦可与柏子仁、酸枣仁、琥珀等药物配伍应用。

2. 跌打骨折，血瘀肿痛　治跌打扑伤，损筋折骨，可与麝香、乳香研末温酒调服；亦可与桃仁、红花、乳香等药物配伍，以活血疗伤，续筋接骨。

3. 肺痈，疮痈肿毒　治肺痈，胸痛，咳吐脓血，单用有效，如黄昏汤；亦可与鱼腥草、冬瓜仁、芦根配伍，以清热解毒，消痈排脓；治疮痈肿毒，常与蒲公英、紫花地丁等清热解毒药配伍。

【用量用法】　6～12g。外用适量，研末调敷。

【禁忌】　外感有实邪者勿用。

【参考】　合欢花：解心中忿郁，心神不宁，古人云，合欢蠲忿，为安神之药。

彼子 bǐzǐ

【本经】　味甘温。主腹中邪气，去三虫，蛇螫，蛊毒，鬼疰，伏尸。

【形态】　椭圆形种子，形如橄榄，壳紫褐色。

【性味】　甘，温。

【归经】　入肝、脾、大肠经。

【经义】　腹中指肠胃，邪气指湿邪，本品味甘性温能入肠胃祛湿，故主腹中邪气，湿去则虫无由生，故主上述诸证。

【现代功效】　杀虫消积，润肠通便，润肺止咳。

【临床应用】

1. 虫积腹痛　治蛔虫证，常与使君子、苦楝皮、鹤虱等同用；治钩虫证，可单用，亦可配伍贯众、槟榔等药物；治绦虫证，常与槟榔、南瓜子等配伍。

2. 肠燥便秘 常配伍火麻仁、郁李仁、瓜蒌仁等润肠通便之品同用。

3. 肺燥咳嗽 治肺燥咳嗽，病情较轻者可单用嚼服，或与沙参、桑叶、川贝母等滋阴润肺止咳之品配伍。

【用量用法】 煎服，9～15g。

【禁忌】 多用滑肠耗气，无虫积者勿用。

【参考】 即榧子。

梅实 méishí

【本经】 味酸平。主下气，除热烦满，安心，肢体痛，偏枯不仁，死肌。去青黑痣，恶疾。生川谷。

【形态】 生梅实小如弹丸，大如杏实，呈球圆形，表皮有绒毛样光芒，色青黄，制后变成乌黑色，即乌梅。

【性味】 酸，平。

【归经】 入肝、脾、肺、大肠经。

【经义】 热伤气，邪客于胸中，则气上逆而烦满，心为之不安。乌梅味酸能敛浮热，所以主之。肝血虚则肢体痛，偏枯不仁，又味酸入肝而养筋，肝得所养，则筋骨通利，外用能去死肌、青黑痣恶肉。

【现代功效】 敛肺，涩肠，生津，安蛔。

【临床应用】

1. 肺虚久咳 治肺虚久咳少痰或干咳无痰之证，可与罂粟壳、杏仁等同用。

2. 久泻久痢 治久泻、久痢，可与罂粟壳、诃子等同用；用于湿热泻痢，便脓血者，可配伍清热燥湿、解毒止痢之黄连。

3. 蛔厥腹痛，呕吐 治蛔虫所致腹痛、呕吐、四肢厥冷的蛔厥病证，常与细辛、川椒、黄连等辛温、苦泄之品同用，以达安蛔止痛之效，如乌梅丸。

4. 虚热消渴 治虚热消渴，可单用煎服，或与天花粉、麦冬、人参等滋阴清热、益气生津之品同用，如玉泉丸（《沈氏尊生书》）。

此外，本品炒炭后，收敛力强，涩重于酸，能固冲止漏，可用于崩漏不止，便血等；外敷能消疮毒，可治胬肉外突，头疮等。

【用量用法】 6～12g。

【禁忌】 外感风寒，风湿肢痛者勿用。

桃核仁 táohérén

【本经】 味苦平。主瘀血，血闭，瘕瘕，邪气，杀小虫。生山谷。

【形态】 桃实之核仁，扁平尖，卵圆形，被有褐衣，内色白。

【性味】 苦，平。

【归经】 入心、肝、大肠经。

【经义】 血属阴，为有形之物，周流一身，灌溉五脏，若有凝滞，则为瘀血或为血闭，血瘀气结，而成瘕瘕。桃仁苦能疏泄血结，故能化瘀通闭散结，所以主之。肝主风，风胜则虫生，此能疏泄肝气，故杀虫。

【现代功效】　活血祛瘀，润肠通便，止咳平喘。

【临床应用】

1. 血瘀证　治血瘀痛经、经闭、产后瘀滞腹痛，常与红花、当归、川芎等配伍，如桃红四物汤；治产后恶露不尽，小腹冷痛，常与川芎、炮姜等配伍，如生化汤；治跌打损伤，瘀血刺痛，常与大黄、穿山甲等配伍，如复元活血汤；治癥瘕积聚，常与桂枝、牡丹皮等配伍，如桂枝茯苓丸；治热壅血瘀之肺痈，可与苇茎、冬瓜仁、鱼腥草等配伍，如苇茎汤；治肠痈，可与大黄、牡丹皮等配伍，如大黄牡丹皮汤。

2. 肠燥便秘　治肠燥便秘，可与火麻仁、郁李仁等配伍，如润肠丸。

3. 咳嗽气喘　治咳嗽气喘，常与苦杏仁配伍，如双仁丸。

【用量用法】　5～10g。

【禁忌】　凡无瘀滞者及孕妇禁用。

杏核仁 xìnghérén

【本经】　味甘温。主咳逆上气，雷鸣，喉痹，下气，产乳，金疮，寒心，贲豚。生川谷。

【形态】　扁平而略圆，被有褐衣，内白色之核仁。

【性味】　甘，温。

【归经】　入肺、大肠经。

【经义】　本品《名医别录》加"苦，有毒"。邪客于肺则咳逆上气，痰壅如雷鸣，火乘肺则为喉痹。杏仁色白入肺，苦能下泄，甘可缓急，故能主治。生产无乳，杏仁能通之；金伤成疮，杏仁能泄之。水气上凌心位，即为寒心奔豚，杏仁苦降温行，能使水邪下泄，故亦主之。

【现代功效】　降气止咳平喘，润肠通便。

【临床应用】

1. 咳喘诸证　治风寒咳喘，配麻黄、甘草，以散风寒宣肺平喘，即三拗汤；治风热咳嗽，配桑叶、菊花等，以散风热宣肺止咳，如桑菊饮；治燥热咳嗽，配桑叶、沙参、川贝母，以清肺润燥止咳，如桑杏汤、清燥救肺汤；治肺热咳喘，配石膏等，以清肺泄热、降气止咳平喘；寒痰咳喘，痰白清稀者，配半夏、干姜等温化寒痰药同用。

2. 肠燥便秘　治津液不足肠燥便秘，配柏子仁、郁李仁等润肠通便药同用，如五仁丸；治年老、产后血虚便秘，配当归、生地黄等，以补血养阴、润肠通便，如润肠丸。

【用量用法】　5～10g，生品入煎剂后下。

【禁忌】　凡肺虚咳嗽，腹泻者勿用。

【参考】　现代指苦杏仁。

蓼实 liǎoshí

【本经】　味辛温。主明目温中，耐风寒，下水气，面目浮肿，痈疡。马蓼，去肠中蛭虫。轻身。生川泽。

【形态】　草本植物马蓼之实。

【性味】　辛，温。

【归经】　入肺、肝、肾、大肠经。

【经义】　本品味辛性温，辛能宣肺滋肾，温能补气行水。其茎叶味辛辣，能杀虫，故能主治上述各症。

【禁忌】　无水肿者，忌用。

【参考】　别名水红花。

葱实 cōngshí

【本经】　味辛温。主明目，补中不足。其茎，可作汤。主伤寒寒热，出汗，中风面目肿。

【形态】　青葱之种子。

【性味】　辛，温。

【归经】　入肺、肝、肾经。

【经义】　本品味辛性升浮，能补肝肾二经之阳气，使之上达于目，故主明目。肾阳虚，则中气不足，葱实性温，能补命门，命门火旺，则中气足。葱茎中空，利窍，能使阳气外达，具有通气发散之功，故能主伤寒寒热，出汗，中风面目肿。

【禁忌】　表虚自汗、火旺者忌用。

薤 xiè

【本经】　味辛温，主金疮，疮败。轻身不饥，耐老。生平泽。

【形态】　球根，其色白，如指大。

【性味】　辛，温。

【归经】　入肺、肝、大肠经。

【经义】　本品《本经》记载"辛，温"，《名医别录》记载"味苦，无毒"。本品辛能散结，温能活血祛寒，苦能下气降逆，色白能入肺，通行毛窍，寒邪去经络通，瘀滞行，自能新血生，金疮败疮随之而愈，身心愉快而耐老。

【现代功效】　通阳散结，行气导滞。

【临床应用】

1. 胸痹证　治寒痰阻滞，胸阳不振之胸闷胸痛，常与瓜蒌、半夏等配伍，如瓜蒌薤白半夏汤；若治痰瘀胸痹，可与瓜蒌、丹参、川芎等配伍。

2. 脘腹痞满，泻痢后重　治胃寒气滞之脘腹痞满胀痛，可与木香、砂仁、高良姜等配伍；治湿热内蕴，胃肠气滞之泻痢后重，亦可与黄连、黄柏、枳实等配伍。

【用量用法】　5～10g。

【禁忌】　凡气虚无滞者禁用。

【参考】　现代即薤白。

假苏 jiǎsū

【本经】　味辛温。主寒热，鼠瘘，瘰疬，生疮，破结聚气，下瘀血，除湿痹。一名鼠蓂。生川泽。

【形态】 叶作长披针形，梢端有淡红色之花穗，入药用茎穗。

【性味】 辛（苦），温。

【归经】 入肝、肺、胃、胆经。

【经义】 风寒之邪侵袭肌表，则为寒热。本品味辛性温，辛能散能行，散能散风寒，行能行气血，温能温通经脉，邪解而寒热除，故主寒热。鼠瘘、瘰疬、生疮，皆有火热郁结，此能入血散结，发火郁之气，故主之。本品因能行血脉之滞，温气血之寒，结解瘀去，故能破结聚气，下瘀血。本品还可祛风燥湿散寒，故湿痹除。

【现代功效】 解表散风，透疹消疮，止血。

【临床应用】

1. 外感表证 治风寒感冒，恶寒，发热，头痛无汗者，与防风、羌活、独活等药同用，如荆防败毒散；治风热感冒，发热，头痛者，与金银花、连翘、薄荷等疏散风热药配伍，如银翘散。

2. 风疹瘙痒，麻疹不透 治风疹瘙痒，配苦参、防风、白蒺藜等祛风止痒药同用；治表邪外束，麻疹初起、疹出不畅，常与蝉蜕、薄荷、紫草等药同用。

3. 疮痈初起兼有表证 偏于风寒者，与羌活、川芎、独活等发散风寒药配伍；偏于风热者，与金银花、连翘、柴胡等发散风热、清热解毒药同用。

4. 吐衄下血 炒炭有收敛止血功效，用于吐血、衄血、便血、崩漏等多种出血证。治血热妄行之吐血、衄血，与生地黄、白茅根、侧柏叶等凉血止血药同用；治血热便血、痔血，与地榆、槐花、黄芩炭等药配伍；治妇女崩漏下血，与棕榈炭、莲房炭等固崩止血药配伍同用。

【用量用法】 5～10g。

【禁忌】 无外感风热，或阴虚阳盛者，勿用。

【参考】 本品现代即荆芥。

水苏 shuǐsū

【本经】 味辛微温。主下气，辟口臭，去毒，辟恶。久服通神明，轻身耐老。生池泽。

【形态】 叶：椭圆形，边缘有锯齿，多皱襞，背面多紫红色，气芳香；子：黄褐色，如芥子大；梗：形方有棱。

【性味】 辛，微温。

【归经】 入肺、肝、脾经。

【经义】 肺受风寒，则气上逆，本品味辛入肺，能散外邪，邪去则肺气降，故主下气。又气香能辟秽除邪，故能主辟口臭，去毒，辟恶，故被古人认为久服可精神焕发，轻身耐老。

【禁忌】 凡气弱表虚无实邪者禁用。

【参考】 本品傍水而生，效似紫苏，故名水苏。

水靳 shuǐqín

【本经】 味甘平，主女子赤沃，止血养精，保血脉，益气，令人肥健，嗜食。一名水英。

【形态】 即水芹菜。

【性味】 甘（辛、微苦），平。

【归经】 入肺、肝、脾、胃四经。

【经义】 本品味辛甘、微苦，性平，有芳香之气，能宣肺疏肝，清热祛风，健脾开胃，化浊，补血，理气，故能治上述各症。

【禁忌】 体寒者慎用。

发髲 fàtì

【本经】 味苦温。主五癃关格不通，利小便，水道，疗小儿痫，大人痓，仍自还神化。

【形态】 为人之头发。

【性味】 苦，温。

【归经】 入心、肝、肾经。

【经义】 发色黑入肾，性温能行，主五癃关格不通，利小便，水道。心主血，肝藏血，发为血之余。本品能入心肝血分，补阴生血，且苦亦能益阴，痫痓之病，皆属于水不涵木，肝血失养所致，今血得发髲养则筋柔骨正，痫痓之症状自除。

【现代功效】 收敛止血，化瘀，利尿。

【临床应用】

1. 出血证 治鼻衄、齿衄、肌衄及外伤出血，以本品研末外用；治咳血、吐血，与花蕊石、三七同用，如化血丹；治血淋，与蒲黄、生地黄等同用；治便血，可与地榆、槐花等同用，如三灰散；治崩漏，可单用本品，与酒和服。

2. 小便不利 治小便不利，与滑石、白鱼同用，以通窍利尿，如滑石白鱼散；治妇人卒小便不通，可单用末，温酒服下。

【用量用法】 5～10g。

【禁忌】 气味恶劣，胃弱者勿用。

【参考】 上而吐逆曰格，下而癃秘曰关。今名血余炭。

白马茎 báimǎjīng

【本经】 味咸平。主伤中脉绝，阴不足。强志，益气，长肌肉，肥健生子。生平泽。

【形态】 马之阴茎。

【性味】 咸，平。

【归经】 入肾经。

【经义】 马之阴茎味咸性平，功能补肾，肾为先天之本，主藏精，精足则周身之阳旺，阳旺则肌肉肥健有子，伤中脉绝之症，亦随之而愈。

【禁忌】 阳旺者忌用。

鹿茸 lùróng

【本经】 味甘温。主漏下恶血，寒热惊痫，益气强志，生齿不老。角，主恶疮痈肿，逐邪恶气，留血在阴中。

【形态】　鹿之初生嫩角，柔软如茄子状，外紫褐色，有光泽，中有血管。

【性味】　甘（咸），温。

【归经】　入肾经。

【经义】　鹿茸系嫩角，禀纯阳之性，含生发之气。妇人漏下恶血，为冲任虚寒；寒热惊痫，乃肝肾不足，本品入命门，补下元之真阳，故能主之。气生于肾，肾藏志，茸乃骨精之余，能峻补精血，故气益志强，生齿耐老。恶疮诸证，属营气不从所致，鹿角味咸性温，功能入血软坚，行瘀逐邪，故亦能主恶疮痈肿，逐邪恶气，留血在阴中。

【现代功效】　壮肾阳，益精血，强筋骨，调冲任，托疮毒。

【临床应用】

1. 肾阳虚衰，精血亏虚证　治肾阳虚衰，精血亏虚之阳痿滑精，宫冷不孕，眩晕，耳鸣，神疲，畏寒等，可单用研末，亦常与人参、枸杞子等配伍，以补气益精，如参茸固本丸。

2. 肝肾亏虚证　治肝肾亏虚，精血不足所致的筋骨痿软，常与熟地黄、牛膝、杜仲等补肝肾、强筋骨药配伍。若小儿发育不良，囟门过期不合，齿迟，行迟等，与五加皮、熟地黄、山茱萸等配伍，以补肾阳、益精血、强筋骨，如加味地黄丸。

3. 妇女冲任虚寒，崩漏带下　治崩漏不止，与当归、阿胶、蒲黄等配伍，如鹿茸散。治带下清稀量多，与狗脊、芡实、莲子等补肾健脾、除湿止带药配伍。

4. 疮疡内陷不起或久溃不敛　治疮疡久溃不敛、脓出清稀，或阴疽内陷不起，与黄芪、当归、肉桂等药配伍。

【用量用法】　1～2g，研末冲服。

【禁忌】　阴虚火炽，肺胃有痰热者勿用。

牛角䚡 niújiǎosāi

【本经】　下闭血，瘀血疼痛，女子带下血。髓，补中填骨髓，久服增年。胆，可丸药。生平泽。

【形态】　牛角尖中之坚骨。

【性味】　苦，温。

【归经】　入肝、肾经。

【经义】　牛角禀督脉之气以生，角之精也。味苦而性温，苦能泄热，温能通行，为肝肾血分药。功能破血行瘀，故能下闭血，治瘀血疼痛及女子带下血等症。

牛髓，味甘而性温，味甘能补脾和中，性温能养血调气。脾为后天之本而主四肢肌肉，肾为先天之本而主骨髓，以髓补髓，得同类相感之性，脾健髓充，故补中填骨髓，久服增年。

胆，味苦而性寒，功能清热降火，因味大苦而腥膻，不易下咽，可做丸药。

羖羊角 gǔyángjiǎo

【本经】　味咸温。主青盲、明目，杀疥虫，止寒泄，辟恶鬼虎狼，止惊悸。久服安心益气轻身。生川谷。

【形态】　黑色牡山羊的角。

【性味】 咸，温。

【归经】 入肝、肾、心、胆经。

【经义】 肝气变，则上为青盲而目不明，外为风湿而生疮疥，下为阳虚而作寒泻。本品味咸性温，主能入肝、肾经，能助肾阳，补肝气，故能主治上述诸证。能辟恶鬼虎狼、止惊悸，安心气者，盖肝阳能助心气，心气盛则胆壮，胆壮则心安，不畏惧，惊悸亦可止。

【禁忌】 有痰火实热者，忌用。

牡狗阴茎 mǔgǒuyīnjīng

【本经】 味咸平。主伤中，阴痿不起，令强热大，生子，除女子带下十二疾。胆，主明目。一名狗精。生平泽。

【性味】 咸，平。

【归经】 入肾经。

【经义】 本品味咸而性平，专入肾经，功能壮元阳，补精髓，故能主治男子阴痿不起，女子带下诸证。其胆苦寒，能清心、肝、胆三经之热，故能明目。

【禁忌】 阳事易举者，禁用。

【参考】 现名黄狗肾。

羚羊角 língyángjiǎo

【本经】 味咸寒。主明目，益气起阴，去恶血注下，辟蛊毒恶鬼不祥，安心气，常不魇寐。生川谷。

【形态】 羚羊之角，呈黄褐色，稍有光泽，末端微弯曲，有环带状。

【性味】 咸，寒。

【归经】 入心、肺、肝经。

【经义】 肝开窍于目，肝热则生障翳，本品味咸性寒，入足厥阴肝经，咸能润下，寒能制火，肝热去则目明，故主明目。《黄帝内经》言："壮火食气。"火清则气自益，阳平则阴复，故云起阴。血热则瘀滞下注，咸走血，寒胜热，热去则血宁，故主恶血下注。又咸寒能泄里热，故主毒邪。肝藏魂，心藏神，羚羊角泻心肝邪热，故主神志疾患。火不上炎，则心气安，常不魇寐。

【现代功效】 平肝息风，清肝明目，清热解毒。

【临床应用】

1. 肝风内动，惊痫抽搐 治温热病热邪炽盛，热极动风之高热神昏、痉厥抽搐，常与钩藤、菊花、白芍等清热平肝药配伍，即羚角钩藤汤；治癫痫、惊悸，可与钩藤、天竺黄、郁金等息风止痉、化痰开窍药同用。

2. 肝阳上亢，头晕目眩 用治肝阳上亢，头晕目眩，可与石决明、牡蛎，天麻等平肝潜阳药物同用，共奏平肝阳、止眩晕之效。

3. 肝火上炎，目赤头痛 治肝火上炎之头痛、头晕、目赤肿痛、羞明流泪等症，常与龙胆、决明子、黄芩等清热泻火药配伍，如羚羊角散。

4. 温热病壮热神昏，热毒发斑 治热病神昏、壮热、躁狂、抽搐等症，常与石膏、寒水石等配伍，以清热解毒、镇痉开窍，如紫雪丹；治热毒发斑，每与生地黄、赤芍等清热凉血药同用，如清营解毒汤。

此外，本品还能清肺热止咳，治肺热咳喘，如羚羊清肺散。

【用量用法】　1～3g，宜另煎 2 小时以上；磨汁或研粉服，每次 0.3～0.6g。

【禁忌】　非瘟疫热毒及肝经无热者禁用。

犀角 xījiǎo

【本经】　味苦寒。主百毒蛊疰，邪鬼瘴气，杀钩吻鸩羽蛇毒，除邪，不迷惑，魇寐。久服轻身。生川谷。

【形态】　犀牛之角，面有直纹，底面呈蜂窝样，外乌褐色，内淡褐色。

【性味】　苦（咸），寒。

【归经】　入心、肾经。

【经义】　钩吻鸩羽蛇毒，皆热性；蛊疰系由湿热而成，犀角味苦咸性寒，能清热解毒，故主之。味苦能清心火，气寒能壮肾水，火降水升，水火既济，心肾相交，则脏腑调畅，邪不能侵，故能辟除邪气、不迷惑、魇寐，身体自可转为强健而轻捷。

【现代功效】　清热凉血，解毒，定惊。

【临床应用】

1. 温病高热，神昏谵语，惊风，癫狂　治温热病热入营血，高热不退，甚则神昏谵语，常与生地黄、玄参、金银花、连翘等配伍，如清营汤；若高热惊风抽搐，多与羚羊角、石膏、玄参等药同用，如紫雪；若治血热癫狂，可配石菖蒲、玄参、连翘等药，如抗热解痉丸。

2. 发斑发疹，吐血衄血　治热入营血，发斑发疹，吐血衄血，可配生地黄、牡丹皮、赤芍等药同用，如清热地黄丸。

此外，本品有清热解毒之功，亦可用治热毒壅盛，咽喉肿痛，痈肿疮疡，可与黄连、黄芩、连翘同用，如水牛角解毒丸。

【禁忌】　伤寒阴证发燥，痘疮气虚无大热，脉沉细，足冷，渴，不多饮，饮后吐出均忌，又能消胎气，孕妇忌用。

【参考】　犀牛为保护动物，临床现用水牛角代替犀角。

牛黄 niúhuáng

【本经】　味苦平。主惊痫寒热，热甚狂痉，除邪逐鬼。

【形态】　黄色球圆形之块，大者如鸡子黄，由薄层重叠而成，质轻松。

【性味】　苦，平。

【归经】　入心、肝经。

【经义】　凡心热则火自生焰，肝热则木自生风，风火相搏，则发为惊痫，狂痉，妄见鬼邪等。本品味苦气凉，能入心、肝二经，清热息风消痰，故主惊痫寒热，热盛狂痉，除邪气。

【现代功效】　息风止痉，清心化痰，开窍醒神，清热解毒。

【临床应用】

1. 壮热神昏、惊厥抽搐　用治温热病及小儿惊风，常与朱砂、全蝎、钩藤等配伍，以清热解毒，息风止痉，如牛黄散。

2. 神昏、口噤、痰鸣　治疗温热病热入心包及中风、惊风、癫痫等痰热蒙蔽心窍，可单用本品为末，淡竹沥化服即效；或与麝香、栀子、黄连等配伍，共奏清热化痰、开窍醒神之功，如安宫牛黄丸。

3. 咽喉肿痛、溃烂及痈疽疔毒　治一切痈肿疮疡，咽喉肿痛，口舌生疮，常与黄芩、雄黄、大黄等同用，如牛黄解毒丸；若咽喉肿痛、溃烂，可与珍珠为末吹喉，如珠黄散；用治痈疽、疔毒、乳岩、瘰疬等，又与麝香、乳香、没药等合用，以清热解毒、活血散结，如犀黄丸。

【用量用法】　0.15～0.35g，多入丸散用。外用适量，研末敷患处。

【禁忌】　脾胃虚寒营分无热及孕妇忌用。

豚卵 túnluǎn

【本经】　味甘温。主惊痫癫疾，鬼疰蛊毒，除寒热，贲豚，五癃，邪气，挛缩。悬蹄，主五痔，伏热在肠，肠痈内蚀。一名豚颠。

【形态】　乃豚之睾丸。

【性味】　甘，温。

【归经】　入心、脾、肾经。

【经义】　本品功能壮元阳，补精髓，阳气壮则阴邪除，故能治上述诸证。悬蹄味咸性平，功能入肾，泄热而软坚，故能主五痔，伏热在肠，肠痈内蚀诸证。

【禁忌】　肾火燥者，忌用豚卵；肠无伏热者，忌用悬蹄。

【参考】　本品有名未用。

麋脂 mízhī

【本经】　味辛温。主痈肿恶疮，死肌，寒风湿痹，四肢拘缓不收，风头肿气，通腠理。一名官脂。生山谷。

【形态】　麋形似鹿，麋脂系指其脂肪。

【性味】　辛，温。

【归经】　入肺、肾经。

【经义】　本品气辛而性温，味厚而质润，功能养血润燥，柔和脉络，宣散风寒湿痹之邪而外出，故能主上述诸证。

【禁忌】　阴虚火旺者，禁用。

【参考】　本品现临床少用。

丹雄鸡 dānxióngjī

【本经】　味甘微温。主女人崩中，漏下，赤白沃，补虚，温中，止血通神，杀毒，辟不祥。生平泽。

【经义】　心生血，肝藏血，脾统血，肝脾失调，不藏不统，则崩中，漏下，赤白沃。丹雄鸡，味甘能补脾以统血，性温能助气以和血。肝脾调和，虚羸得补，中气得温，上述之崩中漏下赤白沃等症自随之而愈，心当亦得通畅。因肝脾调和，正气恢复，毒戾之气，不足为害，故云能杀毒。

鸡 内 金

【现代功效】　消食健胃，固精止遗，通淋化石。

【临床应用】

1. 饮食积滞，小儿疳积　治食积不化所致反胃吐食，病情较轻者，可单用研末服；病情较重者，常与山楂、麦芽等同用；治脾胃虚寒、食少泄泻，可配伍白术、干姜等健脾温胃之品；治小儿脾虚疳积，常与白术、山药、使君子等健脾、消积药同用。

2. 遗精遗尿　治肾虚遗精，可单味焙干研末，温酒送服，或与菟丝子、芡实、莲子等补肾固涩药配伍；治肾虚遗尿，常与菟丝子、桑螵蛸等温肾收涩药配伍。

3. 石淋涩痛，胆胀胁痛　治砂石淋证，小便涩痛，常与金钱草、海金沙、车前子等配伍；治肝胆结石之胁肋胀痛，常与金钱草、郁金、茵陈等同用。

【参考】　肶胵裹黄皮：即鸡内金。鸡白蠹：系何物，无从查考，待研究。

雁肪 yànfáng

【本经】　味甘平。主风挛拘急，偏枯，气不通利。久服益气不饥，轻身耐老。一名鹜肪。生池泽。

【形态】　候鸟，状如鹅，用脂肪。

【性味】　甘，平。

【归经】　入脾、胃经。

【经义】　本品味甘质润，功能补脾益气，润燥养血。血气充足，流畅通行，则风挛拘急等症自愈。经常服之，当可轻身耐老。

【禁忌】　大便滑泄者，忌服。

鳖甲 biējiǎ

【本经】　味咸平。主心腹癥瘕，坚积寒热，去痞，息肉，阴蚀，痔，恶肉。

【形态】　鳖之甲壳，药用背甲，椭圆形，以七肋八肋者佳。

【性味】　咸，平。

【归经】　入肝、肺、脾经。

【经义】　心腹，包括大小腹、胁肋而言，癥瘕、坚积、寒热，乃肝经气血凝聚郁结而致。本品气平可制肝，味咸可软坚，故主之。去痞、息肉、阴蚀、痔核、恶肉，亦取其软坚散结之力。

【现代功效】　滋阴潜阳，退热除蒸，软坚散结。

【临床应用】

1. 肝肾阴虚证　治阴虚阳亢之头晕目眩等，常与天冬、白芍、代赭石等配伍，如镇肝熄风汤；治阴虚内热，骨蒸潮热，盗汗遗精者，与熟地黄、知母、黄柏等配伍，如大补阴丸；治阴虚风动，神倦瘛疭者，与阿胶、鳖甲、生地黄等配伍，以柔肝息风，如大定风珠；治肝肾阴虚之筋骨不健，腰膝酸软，步履乏力及小儿鸡胸、龟背、囟门不合等，与熟地黄、知母配伍，如虎潜丸；治阴虚血热，冲任不固之崩漏、月经过多，与生地黄、栀子、黄芩、地榆等同用；治温病后期，阴液耗伤，邪伏阴分，夜热早凉，热退无汗者，常与牡丹皮、生地黄、青蒿等配伍，即青蒿鳖甲汤；治阴血亏虚，骨蒸潮热者，常与秦艽、地骨皮等配伍。

2. 癥瘕积聚，久疟疟母　治癥瘕积聚，或疟疾日久不愈，胁下痞硬成块等，常与牡丹皮、桃仁、土鳖虫等活血化瘀、行气化痰药配伍，如鳖甲煎丸。

【用量用法】　9～24g，先煎。

【禁忌】　阴虚无热，脾弱泄泻者，以及孕妇忌用。

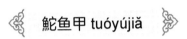

鮀鱼甲 tuóyújiǎ

【本经】　味辛微温。主心腹癥瘕，伏坚，积聚，寒热，女子崩中，下血五色，小腹阴中相引痛，疥疮死肌。生池泽。

【形态】　形似短尾鳄鱼。

【性味】　辛，微温。

【归经】　入肺、肝经。

【经义】　本品味辛性微温，功能宣肺平肝，散瘀杀虫。甲介之类，能破积攻坚，故能主治上述各症。

【禁忌】　无瘀积者，忌用。

蠡鱼 lǐyú

【本经】　味甘寒。主湿痹，面目浮肿，下大水。一名鲷鱼。生池泽。

【形态】　形长体圆，头尾几乎相等。

【性味】　甘，寒。

【归经】　入肺、膀胱经。

【经义】　本品味甘性寒，功能健脾利湿，泻热行水。脾健湿祛，则水肿自消，故能主治上述各症。

【禁忌】　有疮者，忌食，能发痼疾。

【参考】　俗称乌鱼，亦称黑鱼。

鲤鱼胆 lǐyúdǎn

【本经】　味苦寒。主目热赤痛，青盲，明目。久服强悍，益志气。生池泽。

【形态】　鲤鱼的胆囊。

【性味】　苦，寒。

【归经】　入肝、肾经。

【经义】　肝为将军之官，肾为作强之官，二经有热，则目热赤痛，青盲失明，志气衰去。

本品味苦性寒，能泻肝火滋肾水，故能主上述诸症。

【参考】　本品不常用，古人多为外用，滴耳治聋，滴目治目赤翳痛。

乌贼鱼骨 wūzéiyúgǔ

【本经】　味咸微温。主女子漏下赤白，经汁血闭，阴蚀肿痛，寒热，癥瘕，无子。生池泽。

【形态】　墨鱼骨，色白，质脆弱，长椭圆形。

【性味】　咸，微温。

【归经】　入肝、肾经。

【经义】　女子以血为主，肝为藏血之脏，肝血不藏则漏下赤白，血枯则经汁血闭，寒热，癥瘕，本品气温能通达，所以主之。肾主二阴，肝脉络阴器，二经湿热下注，则阴蚀肿痛，本品温以燥湿，主达下焦，故能主之。男子肾虚则精竭无子，女子肝伤则血枯不孕，此药咸温益肝肾，通血益精，令人有子。

【现代功效】　收敛止血，涩精止带，制酸止痛，收湿敛疮。

【临床应用】

1. 崩漏，吐血，便血及外伤出血　治崩漏，常与茜草、棕榈炭、五倍子等同用，如固冲汤；治吐血、便血者，常与白及等分为末服；治外伤出血，可单用研末外敷。

2. 遗精，带下　治肾失固藏之遗精、滑精，常与山茱萸、菟丝子、沙苑子等益肾固精药同用；治肾虚带脉不固之带下清稀者，常与山药、芡实等补益脾肾，收敛止带药同用；治赤白带下，则配伍白芷、血余炭同用。

3. 胃痛吐酸　治胃脘痛胃酸过多，常与延胡索、白及、贝母等药同用，加强制酸止痛之功。

4. 湿疮，湿疹，溃疡不敛等　治湿疮、湿疹，配黄柏、青黛、煅石膏等药研末外敷；治溃疡多脓，久不愈合者，可单用研末外敷，或配煅石膏、枯矾、冰片等药共研细末，撒敷患处。

【用量用法】　5～10g。外用适量，研末敷患处。

【禁忌】　阴虚多热者勿用。

【参考】　今名乌贼骨、海螵蛸。

海蛤 hǎigé

【本经】　味苦平。主咳逆上气，喘息，烦满，胸痛，寒热。一名魁蛤。生池泽。

【形态】　生咸水海中，蛤蜊之壳，其壳正圆形，外面黄褐色，轮文高叠，内面白色。

【性味】　苦，平。

【归经】　入肺、肾经。

【经义】　海蛤《本经》言味苦平，李时珍、朱震亨作味咸性寒。火气上炎，则为咳逆上气，喘息；痰热上壅，则为烦满，胸痛，甚则阻及营卫而为寒热。本品寒能制火，咸能软坚，降热消痰，故主诸证。

【现代功效】　清热化痰，软坚散结，制酸止痛。外用收湿敛疮。

【临床应用】

1. 肺热咳喘　治肺热偏盛，咳嗽喘满，痰黄黏稠，配桑白皮、枇杷叶、黄芩等；治痰火内郁，灼伤肺络，胸胁疼痛，咳嗽，痰黄带血者，常配青黛同用，即黛蛤散。

2. 痰核，瘿瘤，瘰疬　治痰火郁结的痰核、瘿瘤、瘰疬，配海藻、昆布、夏枯草等同用。

此外，本品有利尿消肿作用，用于水湿停滞、水肿、小便不利、咳喘气急等，配泽泻、防己等；煅用则有制酸止痛、收敛作用，用于胃痛吐酸、烫伤湿疹等；蛤粉还用于炒阿胶珠。

【用量用法】　6～15g，先煎。

【禁忌】　脾胃虚寒者勿用。

【参考】　今海蛤壳、文蛤壳均作海蛤壳。

文蛤 wéngé

【本经】　主恶疮，蚀五痔。呈三角卵圆形，质地坚硬，壳皮黄褐色，光亮如漆。

【形态】　形似海蛤。

【性味】　咸，平。

【归经】　入肾经。

【经义】　恶疮五痔，皆由湿热所酿成。文蛤味咸，咸能软坚，故主恶疮五痔。

【禁忌】　外感咳嗽，肺火实邪者忌用。

【参考】　古人文蛤用其肉。

石龙子 shílóngzǐ

【本经】　味咸寒。主五癃，邪结气，破石淋，下血，利小便水道。一名蜥蜴。生川谷。

【形态】　为蛇类之一种，形细而长，尾与身皆似蛇，形似壁虎，尾易断，断后复生。

【性味】　咸，寒。

【归经】　入肾、膀胱经。

【经义】　癃淋诸症，多由膀胱蓄热所成，本品寒能清热，咸能软坚，有利水滑窍之功。肾与膀胱为表里，故又能清解膀胱之邪热结气，软化坚结之砂石，使小便水道通利，五癃、石淋、下血等得以消除。

露蜂房 lùfēngfáng

【本经】　味苦平。主惊痫，瘛疭，寒热邪气，癫疾，鬼精，蛊毒，肠痔。火熬之良。一名蜂肠。生山谷。

【形态】　即蜂巢，有褐色斑点，形如莲房。

【性味】　苦，平。

【归经】　入肝、胃经。

【经义】　本品《本草经疏》记载"味苦，气平"，《本草别录》言"咸，当作辛咸"。惊痫，瘛疭，寒热邪气，癫疾等皆由痰火亢盛所致。露蜂房辛散苦泄，入肝经降痰火，使肝热平，肝风息，肝木条达，风气以平，故可治之。肠痔为大肠有湿热所致，本品苦能清热燥湿，故可治之。

【现代功效】 攻毒杀虫，祛风止痛。

【临床应用】

1. 疮疡肿毒，顽癣瘙痒，癌肿 治疮肿初发，与生南星、生草乌、白矾等共为细末，淡醋调涂。治瘰疬，常与蛇蜕、黄丹、玄参等药为膏外用，如蜂房膏；治头上癣疮，以此为末，猪脂调涂擦；治癌肿，可与莪术、全蝎、僵蚕等药同用。

2. 风湿痹痛，牙痛，风疹瘙痒 治风湿痹痛，可配全蝎、蜈蚣、地鳖虫各等份，研末为丸服；治牙痛，可配细辛水煎漱口用；治风疹瘙痒，常与蝉蜕等药同用。

【用量用法】 煎服，5～10g。

【禁忌】 痈疽已溃以及虚寒诸证禁用。

蚱蝉 zhàchán

【本经】 味咸寒。主小儿惊痫，夜啼，癫病，寒热。生杨柳上。

【形态】 药用蚱蝉蜕，皮壳以软而轻浮色带金黄为佳。

【性味】 咸，寒。

【归经】 入肝、肺经。

【经义】 小儿惊痫，癫病，多由肝经风热内盛所致。蝉体轻虚，性能透表，气寒能胜热，故主小儿惊痫，癫病。蝉昼鸣而夜息，故主小儿夜啼。入肺经而宣解皮肤风热，故主寒热。

【现代功效】 疏散风热，利咽开音，透疹止痒，明目退翳，息风解痉。

【临床应用】

1. 风热外感，温病初起，咽痛音哑 治风热外感，温病初起，发热恶风，头痛口渴者，配薄荷、连翘等疏散风热药同用；治风热火毒上攻，咽喉红肿疼痛、声音嘶哑，与薄荷、牛蒡子、金银花等清热利咽药同用，如蝉薄饮；治咽痛音哑，与胖大海同用，即海蝉散。

2. 麻疹不透，风疹瘙痒 治风热外束，麻疹初起，透发不畅，与薄荷、紫草等药配伍，如透疹汤；治风疹瘙痒，与荆芥、防风、苦参等同用，如消风散。

3. 目赤翳障 治风热上攻或肝火上炎之目赤肿痛，翳膜遮睛，与菊花、决明子等药同用，如蝉花散。

4. 惊风抽搐，破伤风证 治小儿外感夹惊，惊痫夜啼，可单用本品，薄荷、钩藤煎汤送下，如止啼散；治小儿急惊风，与天竺黄、栀子、僵蚕等药同用，即天竺黄散；治破伤风证，牙关紧闭，手足抽搐，角弓反张，轻者可单用本品研末，以黄酒冲服；重证与天麻、僵蚕、全蝎同用，即五虎追风散。

【用量用法】 3～6g。

【禁忌】 凡无风热，表虚自汗者忌用。

【参考】 蚱蝉，古人连皮带肉用，今已多用蝉退，又名蝉蜕、蝉衣。

白僵蚕 báijiāngcán

【本经】 味咸平。主小儿惊痫夜啼，去三虫，灭黑䵟，令人面色好。男子阴疡病。生平泽。

【形态】 为僵死之蚕，其体色白。

【性味】 咸，平。

【归经】 入心、肝、脾、肺经。

【经义】 本品《本经》记载性味"咸平"，《名医别录》言其"辛，平，无毒"。小儿惊痫夜啼，多由风热内盛，痰火上壅所致，蚕专食桑，得清化之气，感风而僵，同气相感，故能息风，味咸能降痰，气平能清热，所以主之。三虫多是肠胃中湿热蕴结所化，阴疡为下焦湿热所致，僵蚕味辛性平，功能清热燥湿，温热去，则三虫当除，阴疡自愈。僵蚕咸润，能润泽皮肤，辛散可以温行血脉，皮肤润而血行畅，故能灭黑䵟，令人面色美好。

【现代功效】 息风止痉，祛风通络，疏风散热，化痰散结。

【临床应用】

1. 惊痫抽搐 治痰热急惊，常与全蝎、牛黄、胆南星等清热化痰、息风止痉药配伍，如千金散；治小儿脾虚久泻，慢惊抽搐，又与党参、白术、天麻等益气健脾、息风止痉药同用，如醒脾散；治破伤风痉挛抽搐、角弓反张者，则与全蝎、蜈蚣、钩藤等药同用，如摄风散。

2. 风中经络，口眼㖞斜 治外风入中经络，致口眼㖞斜，痉挛抽搐之症，常与全蝎、白附子同用，如牵正散。

3. 风热头痛、目赤、咽肿或风疹瘙痒 治肝经风热上攻之头痛、目赤肿痛、迎风流泪等症，常与桑叶、木贼、荆芥等疏风清热之品配伍，如白僵蚕散；治风热上攻咽喉肿痛、声音嘶哑者，可与桔梗、荆芥、甘草等同用，如六味汤；治风热郁于皮肤，风疹瘙痒，可单用研末服，或与蝉蜕、薄荷等祛风止痒药同用。

4. 痰核、瘰疬 治疗痰核、瘰疬，常与浙贝母、夏枯草、连翘等清热化痰散结药同用。

【用量用法】 5～10g。

【禁忌】 凡无风邪而属于血虚者忌用。

下　品

孔公孽 kǒnggōngniè

【本经】　味辛温。主伤食不化，邪结气，恶疮疽瘘痔，利九窍，下乳汁。生山谷。
【形态】　钟乳中间稍细部分或有中空者。
【性味】　辛，温。
【归经】　入肺、胃、肾经。
【经义】　胃为仓廪之官，五味出焉。小肠为受盛之官，变化出焉。若肠胃寒气凝滞，食而不化，则寒与食物凝结，气血因之阻滞，在肌腠则生恶疮，在筋骨则为疽，滞于肛则为痔，久深不愈则为瘘，阳为寒遏，神明不彰则九窍不利，气壅血滞则乳汁不通。本品散结祛寒，温通气血而扶阳，故主上述诸症。
【禁忌】　忌与细辛配伍。

殷孽 yīnniè

【本经】　味辛温。主烂伤瘀血，泄利寒热，鼠瘘，癥瘕结气。一名姜石。生山谷。
【形态】　钟乳根，盘结如姜。
【性味】　辛，温。
【归经】　入肝、脾经。
【经义】　本品辛而性温，辛能散结气，温能通经散寒，气血调和，则诸症自除。
【禁忌】　忌与苍术、白术、防己配伍。

铁精 tiějīng

【本经】　主明目化铜。生平泽。
【形态】　铁炉中飞出如尘色紫而轻虚之铁屑。
【性味】　辛，微温。
【归经】　入肝经。
【经义】　本品味辛，微温，功能入肝补血。因肝开窍于目，故能明目（关于能化铜问题，属于化学范围）。

铁落 tiěluò

【本经】　味辛平。主风热，恶疮，疡疽疮痂疥，气在皮肤中。

【形态】 铁工烧铁至赤，随机落下之皮屑。

【性味】 辛，平。

【归经】 入心、肝经。

【经义】 心属君火，肝司风木，风火相煽，灼伤血脉筋肉，则生恶疮、疽疥等症。铁落辛平，质重镇降，气平能清，故主肝风内热，恶疮，疡疽疮痂疥等。肝火热毒，气在皮中，为热气浮动，本品性能清降，所以主之。

【禁忌】 心肝二经无实火者禁用。

❦ 铁 tiě ❦

【本经】 主坚肌耐痛。

【形态】 以铁矿石或铁矿砂，冶炼成铁，质重，色黑。

【性味】 辛，平。

【归经】 入肝经。

【经义】 本品味辛，能入肝补血。性平能和血散结，故能坚肌耐痛。

【禁忌】 忌与磁石和茶叶同用。

【参考】 本品不常用。

❦ 铅丹 qiāndān ❦

【本经】 味辛微寒。主吐逆胃反，惊痫癫疾，除热下气。炼化还成九光。久服通神明。生平泽。

【形态】 黄赤或丹红色之重粉末。

【性味】 辛，微寒。

【归经】 入肝、肾经。

【经义】 胃气上逆见吐逆胃反，风热生痰见惊痫癫疾。铅丹体重性沉，性寒质重降下，能除痰去热，故主上述诸症。"炼化还成九光，久服通神明"，古人观点，不可信。

【现代功效】 拔毒生肌，杀虫止痒。

【临床应用】

疮疡溃烂，湿疹瘙痒，疥癣，顽癣，狐臭，酒渣鼻 治疮疡初起红肿或脓成未溃者，配黄明胶，如敛疮内消方；治痈疽溃后不敛，配煅石膏、轻粉、冰片研细末外掺疮上，如桃花散。

铅丹又为传统制备中药外贴膏药的原料，常用植物油熬制成外贴膏药，如黑膏药。或以此为基质，配伍或解毒、或活血、或止痛、或生肌药物，如牛黄、蟾酥、麝香、马钱子、三七粉等可制成不同的膏药外贴，分别用于疮痈肿痛，跌打损伤，风湿痹痛等病证的治疗。

此外，本品内服，能镇惊坠痰，可用治惊痫癫狂；或祛痰截疟用治疟疾。因其有毒，现已很少应用。

【参考】 铅丹用铅、硫黄、硝石炼成，用于内服极少，多制成药膏或药散外用。

粉锡 fěnxī

【本经】 味辛寒。主伏尸，毒螫，杀三虫。一名解锡。

【性味】 辛，寒。

【归经】 入肝、肾经。

【经义】 本品辛能祛风胜湿，有坠痰解毒杀虫之功，故能主上述诸症。

【参考】 本品为外用药，不用于内服。

锡镜鼻 xījìngbí

【本经】 主女子血闭，癥瘕伏肠，绝孕。生山谷。

【形态】 古镜之镜鼻，形圆有孔。

【性味】 酸，寒。

【归经】 入肝经。

【经义】 本品味酸能入肝破坚，故能通血闭消癥瘕，肝血调畅，妇女易有孕。

【禁忌】 无瘀血者，忌用。

【参考】 临床有名未用。

代赭石 dàizhěshí

【本经】 味苦寒。主鬼疰贼风，蛊毒，杀精物恶鬼，腹中毒邪气，女子赤沃漏下。一名须丸。生山谷。

【形态】 为块状或纤维状矿石，质硬，赤褐色。

【性味】 苦，寒。

【归经】 入肝、心包经。

【经义】 代赭石色赤入心，质重镇慑，故能祛多种导致严重疾病的邪气。苦能泄，寒能清，故主蛊毒，腹中毒邪气。心主血，血热奔迫，女子则赤沃漏下，本品苦寒清热，热去则气血清宁，故漏下自止。

【现代功效】 平肝潜阳，重镇降逆，凉血止血。

【临床应用】

1. 肝阳上亢，头晕目眩 治肝肾阴虚，肝阳上亢者，则每与龟甲、牡蛎、白芍等滋阴潜阳药配伍，如镇肝熄风汤；治肝阳上亢，肝火盛者，每与石决明、夏枯草、牛膝等同用，以增强平肝潜阳、清肝降火之效，如代赭石汤。

2. 呕吐，呃逆，噫气等证 用治胃气上逆之呕吐、呃逆、噫气不止等症，常与旋覆花、半夏、生姜等降逆止呕药同用，如旋覆代赭汤。

3. 气逆喘息 可单用本品研末，米醋调服取效；若治肺肾不足，阴阳两虚之虚喘，则须与党参、山茱萸、胡桃肉等配伍，以补肺肾、定喘嗽，如参赭镇气汤。

4. 血热吐衄，崩漏 治血热妄行之吐血、衄血，可与白芍、竹茹、牛蒡子等同用，如寒降汤；用治崩漏下血日久，可与禹余粮、赤石脂、五灵脂等配伍，如震灵丹。

【用量用法】 9～30g，先煎。
【禁忌】 下部虚寒、阳虚阴痿者忌用，孕妇慎用。

戎盐 róngyán

【本经】 主明目，目痛，益气，坚肌骨，去蛊毒。生池泽。
【形态】 天然不需要煎晒的原盐，颗粒或石块状，色青者良。
【性味】 咸，寒。
【归经】 入肝、肾经。
【经义】 血热则目痛不明，戎盐味咸性寒，"热淫于内，治以咸寒"，能入血除热，故主明目，目痛。热则气散骨消，咸能入骨，寒能除热，故主益气，坚筋骨。咸寒还能软坚清热，故去毒邪。
【禁忌】 水肿者忌用。
【参考】 天然矿产之食盐，不用人工煎煮，古以出西戎者胜，故名。

大盐 dàyán

【本经】 令人吐。
【形态】 色白，作颗粒或细砂状。
【性味】 咸，寒。
【归经】 入肾经。
【经义】 咸为水，过咸则引涎，故令人吐。
【禁忌】 有水肿者，忌食。

卤碱 lǔjiǎn

【本经】 味苦寒。主大热，消渴，狂烦，除邪及下蛊毒，柔肌肤。
【形态】 土中所含一种物质，性滑，味苦、咸，呈团块状无色结晶，有玻璃样光泽，易潮解。
【性味】 苦，寒。
【归经】 入心、肾、脾经。
【经义】 本品禀土气以生，味苦能入心，以泄心脾之大热，故能治消渴，狂烦，除邪。苦能燥湿杀虫，故能除毒邪。热去皮肤不受焦灼，自能恢复柔和。
【参考】 系天然之食碱类。

青琅玕 qīnglánggān

【本经】 味辛平。主身痒，火疮痈伤，疥瘙死肌。一名石珠。生平泽。
【形态】 石类一种，质如玉，亦有似海中珊瑚状者。
【性味】 辛，平。

【归经】　入心、肝经。

【经义】　上述诸症，乃血分风热结聚所生。本品味辛能宣散血分风热，使血液通调，故能主之。

【参考】　本品临床少用。

矾石 fánshí

【本经】　味辛大热。主寒热鼠瘘，蚀疮，死肌，风痹，腹中坚癖，邪气，除热。一名青分石，一名立制石，一名固羊石。生山谷。

【形态】　矿类之矿铁岩，白色或灰黑色粒状，或树枝状之矿石，质脆。

【性味】　辛，大热。

【归经】　入肝、脾经。

【经义】　本品辛热有毒，有祛寒湿、消冷积、杀虫腐蚀的作用。寒湿去，冷积除，则风痹、死肌、腹中坚癖，自然无存。寒去而阴阳调和，则寒热邪气自解。其能治鼠瘘、蚀疮者，以其有杀虫腐蚀之效能也。

【参考】　性能与砒石相似，今已少用。

石灰 shíhuī

【本经】　味辛温。主疽疡疥瘙，热气，恶疮癞疾，死肌堕眉，杀痔虫，去黑子息肉。一名恶灰。生山谷。

【形态】　白色或灰白色之块状，易风化，为白色之粉末，水浸则发热，化为白色糊状。

【性味】　辛，温。

【归经】　入肝、脾经。

【经义】　石灰系青石火煅而成，禀火性，味辛性温，能散风湿之气，并有收涩腐蚀之能，故可治上述诸症。

【禁忌】　孕妇忌服。

【参考】　陈久者入药良，用于外科，内服甚少。

白垩 báiè

【本经】　味苦温。主女子寒热癥瘕，月闭，积聚。生山谷。

【形态】　白土类之一种，即用以烧白瓷器坯的白陶土。

【性味】　苦，温。

【归经】　入肝、脾经。

【经义】　寒湿凝滞气血可见上述诸症，白垩味苦性温，功能燥湿除寒，温通气血，故月闭能通，积聚癥瘕等可治。

【参考】　白色之粘土，俗称白善泥，用作陶瓷及工业原料，医方罕用。

冬灰 dōnghuī

【本经】 味辛微温。土黑了，去疣息肉，疽蚀疥瘙。一名藜灰。生川泽。

【形态】 冬天草木枯黄，众多杂草焚烧之灰。

【性味】 辛，微温。

【归经】 入肺、肝经。

【经义】 本品味辛微温，功能宣通气血，故可疗疽蚀疥瘙。因其有腐蚀之功，故能除黑子，去疣和息肉等。

【禁忌】 有腐蚀性，只宜外用，忌内服。

【参考】 现临床少用。

附子 fùzǐ

【本经】 味辛温。主风寒，咳逆，邪气，温中，金疮，破癥坚积聚，血瘕，寒湿踒躄拘挛，膝痛不能行步。生山谷。

【形态】 植物球根，初种之小者为乌头，附乌头而旁生者为附子，独生无所附而长者为天雄，形如芋子，皮色微黑。

【性味】 辛，温。

【归经】 入脾、肾经。

【经义】 邪客上焦见风寒咳逆；寒湿着于下焦见踒躄拘挛，膝痛不能行走；气凝血结致癥瘕积聚，血瘕；金刃伤后被风寒之邪所袭，气血瘀滞不活而致金疮。附子辛温质重，气味俱厚，为纯阳之品，大补命门真火，性善走，能祛风散寒，温经逐湿，通行十二经，阳气焕发，诸症皆愈，所以主上述诸症。

【现代功效】 回阳救逆，补火助阳，散寒止痛。

【临床应用】

1. 亡阳证 治久病阳衰，阴寒内盛，或大汗、大吐、大泻所致四肢厥冷，脉微欲绝，常与回阳通脉之干姜同用，以增祛阴疗效，如四逆汤。治亡阳兼气虚欲脱，常与大补元气之人参同用，以回阳益气固脱，如参附汤。

2. 阳虚证 治肾阳虚衰之阳痿滑精、宫寒不孕、腰膝冷痛、夜尿频多，常与肉桂、鹿角胶、杜仲等温肾助阳药同用，如右归丸。治脾肾阳虚，水湿内停之肢体浮肿、小便不利，常与白术、茯苓等健脾利水药同用，如真武汤。治脾阳不足，脾胃虚寒较甚，或脾肾阳虚之脘腹冷痛、恶心呕吐、大便溏泻，常与党参、白术、干姜等补脾益气、温中散寒药同用，如附子理中丸。治心阳衰弱之胸痹心痛，心悸气短，可与桂枝、人参等温阳益气药同用，以温阳宽胸。治阳虚外感风寒，常配麻黄、细辛以助阳解表，如麻黄细辛附子汤。

3. 寒湿痹证 风寒湿痹，周身关节疼痛，均可用之，尤善治寒痹痛剧者，可与桂枝、白术、甘草等温经散寒除湿药同用，如甘草附子汤。

【用量用法】 3～15g，先煎、久煎。

【禁忌】 凡阴虚火旺，而无风寒湿邪者及孕妇忌用。

乌头 wūtóu

【本经】 味辛温。主中风恶风，洗洗出汗，除寒湿痹，咳逆上气，破积聚寒热。其汁煎之，名射罔，杀禽兽。一名奚毒，一名即子，一名乌喙。生山谷。

【形态】 植物块根，形如芋。

【性味】 辛，温。

【归经】 入肝经。

【经义】 本品味辛发散，能外达腠理以祛邪，故主中风恶风，洗洗出汗，咳逆上气。其气锋锐，能通经络关节，疏痼阴寒，故除寒湿痹，破积聚寒热。

【现代功效】 祛风除湿，温经止痛。

【临床应用】

1. 风寒湿痹，拘急疼痛 治寒湿侵袭，历节疼痛，不可屈伸者，配麻黄、芍药、甘草等散寒除湿止痛药，如乌头汤；治寒湿瘀血留滞经络，肢体筋脉挛痛，关节屈伸不利，或中风手足不遂，日久不愈者，配草乌、地龙、乳香等通经活络药，如活络丹。

2. 心腹冷痛，寒疝疼痛 治阴寒内盛之心腹冷痛、寒疝腹痛、手足厥冷者，单用本品浓煎加蜂蜜服，即大乌头煎。

此外，本品止痛作用颇强，可用治跌打损伤，骨折瘀肿疼痛。古方又常以本品作为麻醉止痛药，如整骨麻药方、外敷麻药方。

【用量用法】 1.5～3g，先煎、久煎。

【禁忌】 凡非真中风寒者及孕妇禁用。

【参考】 本品有大毒，用姜煲透用之，以减少毒性。

天雄 tiānxióng

【本经】 味辛温。主大风，寒湿痹，历节痛，拘挛缓急，破积聚，邪气，金疮，强筋骨，轻身健行。一名白幕。生山谷。

【参考】 乌头之形长而尖，四周不生附子者，即名天雄。天雄功用与附子相近，天雄性守，附子性走，禀纯阳之性，补命门三焦。天雄壮阳经，强肾气，过于附子。

半夏 bànxià

【本经】 味辛平。主伤寒寒热，心下坚，下气，喉咽肿痛，头眩，胸胀，咳逆肠鸣，止汗。一名地文，一名水玉。生川谷。

【形态】 球状植物根，大如指头，色白。

【性味】 辛，平。

【归经】 入脾、胃、胆、心、肺、大肠经。

【经义】 伤寒之邪，客于半表半里之间，而为寒热，心下坚。半夏味辛能散，能开诸结，则寒热坚结自除。邪气上逆于巅顶胸廓之间而为上气，见咽喉肿痛，头眩，胸胀，咳逆，半夏性平能降，故主之。辛平之性能燥湿，故主湿聚肠间之肠鸣。平还能降气，故下气止汗。

【现代功效】 燥湿化痰，降逆止呕，消痞散结，消肿止痛。

【临床应用】

1. 湿痰，寒痰证 治脾不化湿，聚湿为痰，痰湿阻肺之咳嗽气逆，吐痰量多色白者，配橘皮、茯苓等，以增强燥湿化痰之力，如二陈汤；治寒痰咳嗽，痰多清稀者，配干姜、细辛等，如小青龙汤；治湿痰上扰，蒙蔽清窍，头痛眩晕者，则配天麻、白术等，以化痰息风，如半夏白术天麻汤。

2. 呕吐 治痰饮或胃寒呕吐，常配生姜，如小半夏汤；治胃热呕吐，则配黄连、竹茹等，如黄连橘皮竹茹半夏汤；治胃气虚呕吐，则配人参、白蜜等，如大半夏汤；治胃阴虚呕吐，则配石斛、麦冬；治妊娠呕吐，配苏梗、砂仁或杜仲、续断以理气、扶正安胎。

3. 胸痹，结胸，心下痞，梅核气 治痰浊阻滞，胸阳不振，心痛彻背之胸痹，配瓜蒌、薤白，以增强化痰、开胸之功，如瓜蒌薤白半夏汤；治痰热互结的胸脘痞闷，配瓜蒌、黄连，以清化热痰、消痞散结，如小陷胸汤；治湿热阻滞、脾胃虚弱所致的心下痞满者，配干姜、黄连等，以苦辛通降、开痞散结，如半夏泻心汤；治气郁痰凝所致之咽喉如有物梗之梅核气，配紫苏、厚朴等，以行气解郁，如半夏厚朴汤。

4. 瘰疬瘿瘤，痈疽肿毒，毒蛇咬伤 治痰湿凝结之瘰疬瘿瘤，配海藻、浙贝母等，如海藻玉壶汤；治痈疽发背、无名肿毒、毒蛇咬伤，可用生品研末调敷或鲜品捣敷。

此外，取本品燥湿和胃之功，用于湿痰内盛，胃气失和而夜寐不安者，配秫米，化痰和胃以安神。又取其散结降浊之功，用于中寒内盛、阳气不运的冷积便秘，配硫黄以助阳通便，如半硫丸。

【用量用法】 内服一般炮制后使用，3～9g。外用适量，磨汁涂或研末以酒调敷患处。

【禁忌】 阴虚火盛，津液不足，热痰壅结及孕妇勿用。

【参考】 用甘草石灰制名法半夏，用明矾制名清半夏，明矾、姜汁同制名姜半夏，以制其毒。

虎掌 hǔzhǎng

【本经】 味苦温。主心痛，寒热，结气，积聚伏梁，伤筋痿拘缓，利水道。生山谷。

【形态】 为圆块状之根，大可寸许，外灰褐色，内白色。

【性味】 苦，温。

【归经】 入肺、肝、脾经。

【经义】 痰湿凝滞，气血阻结可见心痛，寒热结气，积聚，伏梁。本品味苦性温，开泄宣通，故皆主之。湿伤于筋，则筋痿或拘急弛缓，苦温之性又能逐湿，湿去则关节利，故主筋痿拘缓。湿从小便去，故利水道。

【现代功效】 燥湿化痰，祛风止痉，散结消肿。

【临床应用】

1. 湿痰，寒痰证 治顽痰阻肺，咳喘痰多胸闷，配半夏、枳实等，如导痰汤；治肺热咳嗽，痰多色黄，则配黄芩、瓜蒌等清热化痰药同用。

2. 风痰眩晕，中风，癫痫，破伤风 治风痰上蒙的头痛、眩晕者，配半夏、天麻等，共奏化痰息风之效；治风痰留滞经络中风，半身不遂，手足顽麻，口眼㖞斜等，配半夏、川乌、白附子等，如青州白丸子；治破伤风角弓反张，牙关紧闭者，配白附子、天麻、防风等，以增强祛风止痉之效，如玉真散。

3. 痈疽肿痛，瘰疬痰核，毒蛇咬伤　治痈疽肿痛、痰核，可研末醋调敷；治毒蛇咬伤，可配雄黄为末外敷。

【用量用法】　3～9g。外用生品适量，研末以醋或酒调敷患处。

【禁忌】　阴虚有燥痰者勿用。

【参考】　虎掌即天南星。心之积名伏梁。本品有毒，经泡蒸后为熟南星，用牛胆制为胆南星，毒性减少，生南星只可外敷消肿毒。

鸢尾 yuānwěi

【本经】　味苦平。主蛊毒邪气，鬼疰诸毒，破癥瘕积聚，去水，下三虫。生山谷。

【形态】　叶宽阔而短，叶心抽梗，梗端开花，色紫或白。

【性味】　苦，平。

【归经】　入肝、脾经。

【经义】　湿热蕴于血分日久则见上述诸症。鸢尾味苦能泄热，功能养血益阴，性平具中和之气，功能培中去湿，所以能入血分以去湿热。湿热去则上述诸症自除，故主之。

【禁忌】　脾胃虚弱无湿者，忌用。

大黄 dàhuáng

【本经】　味苦寒。主下瘀血，血闭，寒热，破癥瘕积聚，留饮宿食，荡涤肠胃，推陈致新，通利水谷，调中化食，安和五脏。生山谷。

【形态】　植物地下茎，黄色，圆锥形或类圆锥形。

【性味】　苦，寒。

【归经】　入脾、肝、胃、大肠经。

【经义】　瘀血内闭，结而不去，则为寒热癥瘕积聚。留饮宿食，结于肠胃，则陈者不去，新者难纳。水谷之道不通，则食物不化，五脏不安。大黄味苦性寒，气味俱厚，味厚者为阴，味厚能下泄，故入血分以下泄，能消血热之瘀血以及血闭寒热、癥瘕积聚；入胃、大肠二经荡涤积滞，则留饮、宿食自除，推陈出新。胃为水谷之海，胃中积滞既除，自能消化饮食，胃气和则五脏自安，故利水谷，调中化食，安和五脏。

【现代功效】　泻下攻积，清热泻火，凉血解毒，逐瘀通经，利湿退黄。

【临床应用】

1. 积滞便秘　治温热病热结便秘、高热不退、神昏谵语，或杂病热结便秘者，与芒硝、厚朴、枳实配伍，以清热泻下攻积，如大承气汤；治里实热结而兼气血虚者，与人参、当归等配伍，以补气养血，通下积滞，如黄龙汤；治热结津伤便秘，配麦冬、生地黄、玄参等，如增液承气汤；治脾阳不足，冷积便秘，与附子、干姜等配伍，以温里泻下，如温脾汤；治湿热痢疾初起，腹痛里急后重者，与黄连、木香配伍，以清热燥湿行气导滞，通因通用，如芍药汤；治食积泻痢，大便不爽，配伍青皮、槟榔等，以行气消滞攻下，如木香槟榔丸。

2. 目赤咽肿　治目赤咽肿、口舌生疮、牙龈肿痛，配伍黄芩、栀子、连翘等，以清热泻火、解毒消肿，如凉膈散。治胃火炽盛之大便燥结，消谷善饥，齿龈肿痛者，可与芒硝、槟榔、黄芩等配伍，以清热通便，如大黄清胃丸。

3. 血热吐衄　治血热妄行之吐血、衄血、咯血，与黄连、黄芩等配伍，以清热泻火，凉血止血，如泻心汤；治上消化道出血，可单味使用大黄粉内服。

4. 热毒疮肿　治疮痈、丹毒初起，红肿疼痛，与连翘、白芷、紫花地丁等配伍，以解毒消疮；治瘀热壅滞之肠痈，与牡丹皮、桃仁等活血消痈之品配伍，如大黄牡丹汤；治水火烫伤，可外用大黄粉、蜂蜜或鸡蛋清调敷，或配地榆粉，用麻油调敷。

5. 瘀血诸证　治蓄血证，与桃仁、芒硝等活血散结药配伍，如桃核承气汤、抵当汤；治妇女闭经，月经不调及产后瘀滞腹痛，与当归、芍药、益母草等活血调经药同用；治跌打损伤，瘀肿疼痛，与当归、红花、穿山甲等配伍，以活血消肿，如复元活血汤。

6. 黄疸，淋证　治湿热黄疸，与清热利湿退黄之茵陈、栀子等配伍，如茵陈蒿汤；治湿热淋证，配伍木通、车前子等利尿通淋药，如八正散。

【用量用法】　3～15g；用于泻下不宜久煎。外用适量，研末敷于患处。

【禁忌】　气血虚弱及肠胃无郁热积结者禁用。

【参考】　有将军之称。

亭苈 tínglì

【本经】　味辛寒。主癥瘕积聚结气，饮食寒热，破坚逐邪，通利水道。一名大室，一名大适。生平泽及田野。

【形态】　甜葶苈种子，粒极细，色红黄，味甘淡；苦葶苈粒大五六倍，色淡褐，味苦。

【性味】　辛，寒。

【归经】　入肺、脾、膀胱经。

【经义】　饮食寒热之物，积于肠间，则成癥瘕积聚结气，葶苈辛散结气，苦降去积，故能主之。上窍闭塞，则下窍不通，葶苈辛散破坚，下泄热邪，泄肺气，即通膀胱，故能通利水道。

【现代功效】　泻肺平喘，行水消肿。

【临床应用】

1. 痰涎壅盛咳喘　治肺痈喘不得卧，胸胀满，一身面目悉肿，配大枣同用，如葶苈大枣泻肺汤；治肺热停饮，面目浮肿，咳喘不得平卧，配桑白皮、地骨皮、大腹皮等，以增强泻肺逐饮平喘之功。

2. 胸腹积水实证　治肺气壅实、水饮停聚，水肿胀满，小便不利，配牵牛子、椒目、郁李仁等，以增强泻水退肿之效；治湿热蕴阻之腹水肿满，配防己、椒目、大黄等攻逐水饮药同用，如己椒苈黄丸；治痰热结胸之胸胁积水，常配杏仁、大黄、芒硝等，以泻热逐水，如大陷胸丸。

【用量用法】　3～10g，包煎。

【禁忌】　脾肺气虚而无实邪者忌用。

【参考】　现名葶苈子，葶苈有苦、甜两种，苦者性急下泄，泄水力盛；甜者力缓，宜于通泄肺气。

桔梗 jiégěng

【本经】　味辛微温。主胸胁痛如刀刺，腹满肠鸣幽幽，惊恐悸气。生山谷。

【形态】　根株如人参，枝根较多，皮白肉黄，晒干有直粗皱纹，味苦甘微辛，宜去芦用。

【性味】　辛，微温。

【归经】　入肺经。

【经义】　邪结胸胁则痛如刀刺，邪在中焦则腹满肠鸣幽幽，桔梗色白入肺经，为宣解肺气之要药，辛散利气，则邪解而气调，故能治之。肺气不宣，胸中有痰水能引起惊恐悸气，桔梗宣通肺气，痰去则惊恐悸气自除。

【现代功效】　宣肺，利咽，祛痰，排脓。

【临床应用】

1. 咳嗽痰多，胸闷不畅　治风寒咳嗽，痰白清稀者，配紫苏、杏仁，如杏苏散；治风热或温病初起咳嗽痰黄而稠者，配桑叶、菊花、杏仁等，如桑菊饮；治痰阻气滞，肺失宣降，胸膈痞闷者，配枳壳、瓜蒌皮等，以升降气机、理气宽胸。

2. 肺痈吐脓　治肺痈胸痛发热，咳吐脓血，痰黄腥臭，配甘草，即桔梗汤；或配鱼腥草、薏苡仁、芦根等，以增强清肺排脓之效。

3. 咽喉肿痛，失音　治风热犯肺，咽痛失声者，配甘草，如桔梗汤；或配甘草、薄荷、牛蒡子，以增强清热利咽之效，如加味甘桔汤。治热毒盛壅，咽喉肿痛，常配射干、马勃、板蓝根等清热解毒药同用。

此外，取其开宣肺气之壅滞而通二便之功，用治癃闭、便秘。取其性主上行，载药上行之功，在清泄肺热的方药中，加入桔梗，以引药上行。

【用量用法】　3～10g。

【禁忌】　苦桔梗：白喉、气虚咳嗽者忌用；甜桔梗：感冒风邪者忌用。

【参考】　桔梗有苦甜两种，《本经》所载为苦桔梗，古人谓能载诸药以上浮，并治外感风寒咳嗽，肺热痈肿，咽痛。甜桔梗又名荠苨，润肺解郁除烦。

莨菪子 làngdàngzǐ

【本经】　味苦寒。主齿痛，出虫，肉痹拘急，使人健行，见鬼，多食令人狂走。久服轻身。走及奔马，强志、益力、通神。一名横唐。生川谷。

【形态】　多年生草本，叶互生，椭圆形，边有锯齿。

【性味】　苦，寒。

【归经】　入心、肝、胃经。

【经义】　莨菪子《本经》言"苦，寒"，《药性论》加辛味。胃肠火邪随经上逆而发齿痛。莨菪子味苦性寒，入胃肠以泻其火，故主齿痛。苦辛之味，能引虫出，且苦能燥湿，辛能散风，故能解湿滞之肉痹，缓风痹之拘急，风湿去故能使人健行。但此品有毒，多食则能动痰，令人神明失主，妄见狂走。然用小量久服，其味苦辛，可去风湿而坚筋骨，功能强志益力身轻，使人行走如奔马。

【禁忌】　凡非气壮有实邪者，禁用。

【参考】　现名天仙子，性毒，具麻醉性，过量令人中毒。轻者狂惑闷乱，重则窒息致死。

草蒿 cǎohāo

【本经】　味苦寒。主疥瘙痂痒，恶疮，杀虱，留热在骨节间，明目。一名青蒿，一名方溃。生川泽。

【形态】　叶为复叶，叶面平滑，梢端之叶如线状，形似胡萝卜。

【性味】　苦，寒。

【归经】　入肝、胆经。

【经义】　疥瘙痂痒恶疮，皆由湿热所致，青蒿芳香能化湿，苦寒能泄热杀虫，所以主之。留热于骨节间，是热伏阴分，本品苦寒能清里，芳香能透表，故主之。肝胆之热上窜，则目昏不明，青蒿能清肝热，故明目。

【现代功效】　清虚热，除骨蒸，解暑热，截疟。

【临床应用】

1. 温邪伤阴，夜热早凉　治温病后期，余热未清，邪伏阴分，夜热早凉，热退无汗，或热病后低热不退等，常与鳖甲、知母、牡丹皮、生地黄等同用，如青蒿鳖甲汤。

2. 阴虚发热，劳热骨蒸　治阴虚发热，骨蒸劳热，潮热盗汗，五心烦热，多与银柴胡、胡黄连、知母、鳖甲等同用，如清骨散。

3. 暑邪发热　治外感暑热，头昏头痛，发热口渴等，常与连翘、滑石、西瓜翠衣等同用，如清凉涤暑汤。

4. 疟疾寒热　治疟疾，可用大量鲜青蒿绞汁服用，或与草果等截疟药同用。

此外，本品亦有退黄之功，用治湿热黄疸，与茵陈、栀子等同用。

【用量用法】　6～12g，后下。

【禁忌】　脾胃虚寒，大便泄泻及无热者禁用。

【参考】　现名青蒿，清暑热宜后下，疗骨蒸不需后下，截疟鲜用绞汁服。

旋覆花 xuánfùhuā

【本经】　味咸温。主结气，胁下满，惊悸，除水，去五脏间寒热。补中下气。一名金沸草，一名盛椹。生川谷。

【形态】　形若菊而小，色黄。

【性味】　咸，温。

【归经】　入肺、大肠经。

【经义】　《名医别录》味加甘，寇宗奭说："味苦辛咸，性微温。"咸能软坚，凡咸味皆治下，惟本品咸能治上，温能散结，故主结气胁下满。心脾伏饮，则病惊悸，咸能下水消痰，所以主之。五脏间寒热，系邪气郁遏于五脏而发，水行痰消，五脏和，则寒热除，中气自然受补。

【现代功效】　降气，消痰，行水，止呕。

【临床应用】

1. 痰饮壅肺或痰饮蓄结证　治痰饮壅肺、肺气上逆的咳喘痰多，配苏子、半夏等，以加强化痰降气之功；治肺有痰热者，配桑白皮、桔梗，如旋覆花汤；治痰饮蓄结，胸膈痞满者，则配海浮石、海蛤壳等，以化痰软坚。

2. 噫气，呕吐　治痰浊中阻、胃气上逆噫气、呕吐，胃脘痞硬者，配代赭石、半夏、生姜等，以化痰和中、降气止逆，如旋覆代赭汤。

此外，本品还可用于胸胁痛。本品有活血通络之功，常配香附等同用，如香附旋覆花汤。

【用量用法】　3～9g，包煎。

【禁忌】　中虚，气促，汗多，腹泻者忌用。

❀ 藜芦 lílú ❀

【本经】　味辛寒。主蛊毒，咳逆，泄痢肠澼，头疡疥瘙恶疮，杀诸蛊毒，去死肌。一名葱苒。生山谷。

【形态】　多年生草本，叶呈广线形甚长，用其根。

【性味】　辛，寒。

【归经】　入肺、胃经。

【经义】　《长沙药解》记载："味苦辛，性寒。"上述诸症，乃因湿热所致。本品苦能燥湿，辛能散湿，寒能胜热，湿热去，则诸症自除。

【现代功效】　涌吐风痰，杀虫疗疮。

【临床应用】

1. 中风，癫痫，喉痹　治风痰壅盛之中风、癫痫，可与瓜蒂、防风同用，如三圣散，误食毒物，尚未吸收者亦可用此方涌吐取效。咽喉肿痛，喉痹不通者，可配伍雄黄、白矾、皂荚等。

2. 疥癣秃疮　治疥癣，可研细末，生油调敷；治白头秃疮，研末后以猪脂调涂。

【用量用法】　入丸散，0.3～0.9g。外用适量，研末油调涂。

【禁忌】　凡非气壮邪实者，禁用。

【参考】　本品有毒，超量中毒。临床应用多为催吐药（吐风痰）及皮肤杀虫药。

❀ 钩吻 gōuwěn ❀

【本经】　味辛温。主金疮，乳痓，中恶风，咳逆上气，水肿，杀鬼疰蛊毒。一名野葛。生山谷。

【形态】　有毒植物，有草本和木本二种。草本为蔓生，叶为长卵形；木本茎蔓延细长，别名野葛，有须根，攀缘他物而上升。

【性味】　辛，温。

【归经】　入肺、肝、大肠三经。

【经义】　本品味辛性温，辛能散，温能行，功能散风，活血通经，故主金疮，乳痓，中恶风等症。咳逆上气乃肺受风寒之邪，郁滞不宣，钩吻具辛温行散之功，故亦可治之。肺气得宣则水气下行，水肿当自消。因本品为有毒植物，能以毒攻毒，故能祛毒邪。

【参考】　乳痓：乳中痉挛作痛。本品大毒，虽有上述之功能，惟性能杀人，不可轻用。若服中毒，急当以甘草汁，或白鸭血、白鹅血、羊血，趁热灌服解之。本品因易伤人，已不为临床使用。又名断肠草。

射干 shègān

【本经】 味苦平。主咳逆上气，喉痹咽痛，不得消息，散结气，腹中邪逆，食饮大热。一名乌扇，一名乌蒲。生川谷。

【形态】 叶扁平如剑，两行密排，状如葵扇。

【性味】 苦，平。

【归经】 入肺、胃、大肠经。

【经义】 《本草求真》载："味苦辛，性微寒。"不得消息，即喉痹咽痛气急，不得呼吸之意。射干味苦辛，苦能下泄，故善降，辛能散结，故可开壅闭。既降且散，故治咳逆上气，喉痹咽痛，不得消息。腹中邪逆，食饮大热，乃水谷之气不下行，壅于胸中，得此降下泄热，故能治之。

【现代功效】 清热解毒，消痰，利咽。

【临床应用】

1. 咽喉肿痛 治热毒壅盛之咽喉肿痛，可单味应用，或与升麻、马勃等解毒利咽药配伍，如射干汤；治外感风热，咽痛音哑，宜与牛蒡子、蝉蜕等发散风热、利咽之品同用。

2. 痰壅咳喘 治肺热咳嗽，痰稠色黄，常与桑白皮、马兜铃、桔梗等清肺化痰之品配伍，如射干兜铃汤；若治寒痰咳喘，须与细辛、麻黄等温肺止咳之品同用，如射干麻黄汤。

【用量用法】 3～10g。

【禁忌】 凡虚而无实火者忌用。

蛇合 shéhé

【本经】 味苦微寒，主惊痫寒热邪气，除热，金疮，疽，痔，鼠瘘，恶疮，头疡，一名蛇衔。

【形态】 茎细而软，卧伏地面，掌状复叶。

【性味】 苦，微寒。

【归经】 入心、肝经。

【经义】 热痰上迷心窍，肝风内动，风火相煽，则发惊痫寒热，热壅于经脉筋骨，则生疽，痔，鼠瘘，恶疮，头疡。本品苦能泄热，入肝经息风，故能治上述诸症。

【参考】 蛇合是蛇含之误，故现改为蛇含。本品有名未用。

常山 chángshān

【本经】 味苦寒。主伤寒寒热，热发温疟，鬼毒，胸中痰结吐逆，一名互草。

【形态】 入药用根，色黄无芦，形如鸡骨为佳。

【性味】 苦，寒。

【归经】 入肺、心、肝经。

【经义】 味苦性寒，《名医别录》加辛，有小毒。苦能泄，辛能散，寒能胜热，故主伤寒寒热。热结则痰生，胸为清阳之处，痰结于胸中阴占阳位，故则吐逆，温疟等随之而起。

常山有辛开苦降、胜热截痰利窍之功，故能治之。廖希雍言："伤寒寒热宜作山岚瘴气寒热。"

【现代功效】 涌吐痰饮，截疟。

【临床应用】

1. 胸中痰饮证 治痰饮郁结，胸膈满闷胀痛，不欲饮食，欲吐而不得吐，常与甘草、白蜜同用，水煎温服。

2. 疟疾 治各种疟疾寒热，尤以间日疟和三日疟为佳。单用本品浸酒或与草果、厚朴、槟榔等同用，如截疟七宝饮。常山的涌吐作用在疟疾治疗中有害无益，故应用时宜酒炒并配伍陈皮、半夏等减轻其副作用。

【用量用法】 5～9g。

【禁忌】 非气壮邪实者勿用，孕妇忌用。

【参考】 截疟须在发散表邪之后，在于多用，或与甘草同用则催吐，若酒浸炒透用，甚少引起呕吐，必用黄常山（北常山，鸣骨常山）方有效。

蜀漆 shǔqī

【本经】 味辛平。主疟及咳逆，寒热，腹中癥坚痞结，积聚，邪气，蛊毒鬼疰。生川谷。

【参考】 本品即常山叶，功力较常山根为缓，酒蒸晒干，曾为治疟之良剂，现代临床基本不用。

甘遂 gānsuí

【本经】 味苦寒，主大腹疝瘕，腹满，面目浮肿，留饮宿食，破癥坚积聚，利水谷道。一名主田。生川谷。

【形态】 如连珠状横根，多关节，形如麦冬而稍长。皮褐黄有红点，肉白色，实重者良。

【性味】 苦，寒。

【归经】 入脾、肺、肾经。

【经义】 水饮痰癖结聚乃见大腹疝瘕，腹满，面目浮肿，留饮宿食，癥坚积聚等。甘遂味苦性寒，擅长逐水，泻降之力极猛，故能主上述诸症。

【现代功效】 泻水逐饮，消肿散结。

【临床应用】

1. 水肿，臌胀，胸胁停饮 治大腹肿满，胸胁停饮，正气未衰者，可单用研末服，或与牵牛子等同用，如二气汤；或与大戟、芫花为末，枣汤送服，如十枣汤。治水饮与热邪结聚所致的结胸证，可配伍大黄、芒硝等，如大陷胸汤。

2. 风痰癫痫 治风痰癫痫，可用甘遂为末，入猪心煨后，与朱砂末为丸服，如遂心丹。

3. 疮痈肿毒 治疮痈肿毒，可用甘遂末水调外敷。

【用量用法】 0.5～1.5g，炮制后多入丸散用。外用适量，生用。

【禁忌】 中气衰弱，脾虚不能制水，小便不通者忌用。

白敛 báiliǎn

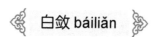

【本经】 味苦平。主痈肿疽疮，散结气，止痛除热，目中赤，小儿惊痫，温疟，女子阴

中肿痛。一名菟核，一名白草。生山谷。

【形态】 为块状根，数块连接于茎端，大如鸡卵，两端带尖，皮黑肉白。

【性味】 苦，平。

【归经】 入心、脾、肝、胃经。

【经义】 本品《本经》言性味"苦，平"，《名医别录》兼甘，廖希雍谓平应作辛，《开宝本草》记载"味苦，甘，平，微寒，无毒"。白敛性微寒，苦则泄，辛则散，甘则缓，寒则除热，故主痈肿疽疮，散结气，止痛除热。血分有热见女子阴中肿痛，目中赤亦血分为病，本品散结凉血除热，所以主之。小儿惊痫，温疟，散结除热即可取效。

【现代功效】 清热解毒，消痈散结，敛疮生肌。

【临床应用】

1. 热毒疮痈 治疮痈肿痛，可单用，或与金银花、蒲公英、野菊花等清热解毒药配伍；治疮疡溃后不敛，常与白及、络石藤等同用，以敛疮生肌，如白敛散。

2. 水火烫伤 治水火烫伤，可单味研末外敷，或与地榆共研末外用，以增解毒敛疮之效。

【用量用法】 5～10g。外用适量，煎汤洗或研成极细粉敷患处。

【禁忌】 胃气虚弱，痈疮已溃，阴虚者忌用。

【参考】 现名白蔹。

 青葙子 qīngxiāngzǐ

【本经】 味苦微寒。主邪气，皮肤中热，风瘙身痒，杀三虫。子名草决明，疗唇口青。一名草蒿，一名萋蒿。生平谷。

【形态】 苗叶花实似鸡冠花，微小种子，扁圆形，色黑有光泽。

【性味】 苦，微寒。

【归经】 入肝经。

【经义】 味苦微寒，最清血分湿热，入肝经而泻风热，故能主邪气及皮肤中热，皮瘙身痒之证。三虫皆由湿热酿成，本品苦寒杀虫，故能治之。口唇青，系厥阴肝经郁热气滞之证，非肝肾虚寒唇口变青之色，其子苦寒滑利，善除郁热，故亦主之。

【现代功效】 清肝泻火，明目退翳。

【临床应用】

1. 肝热目赤，目生翳膜，视物昏花 治肝火上炎所致之目赤肿痛、目生翳膜、视物昏花，多与决明子、茺蔚子、羚羊角等药配伍，如青葙子丸。

2. 肝火眩晕 治肝火上扰，肝阳上亢之眩晕、头痛，可与石决明、菊花、夏枯草等清肝平肝药同用。

【用量用法】 煎服，9～15g。

【禁忌】 肝肾两虚，瞳仁散大者忌用。

【参考】 现专作眼科药使用。

 藋菌 guànjūn

【本经】 味咸平。主心痛，温中，去长虫、白癣、蛲虫，蛇螫毒，癥瘕，诸虫。一名藋芦。生池泽。

【形态】　色白，质轻虚，表里相似。

【性味】　咸，平。

【归经】　入肺、脾经。

【经义】　气机不通则痛，本品体轻色白，能入肺窍，味咸性平，能走血分而泄结气，功能宣窍通气，故可治心痛。心为君火，邪去正复，火生土，可温中益脾，脾益则血行通畅，癥瘕可消。因本品有毒，能以毒攻毒，故可去长虫、白癣、蛲虫、蛇螫毒。

【参考】　本品有名未用，现初步认为是萝藦。

白及 báijí

【本经】　味苦平。主痈肿恶疮败疽，伤阴，死肌，胃中邪气，贼风鬼击，痱缓不收。一名甘根，一名连及草。生川谷。

【形态】　块状根，形如扁螺，皮黄肉白，中含黏液颇多。

【性味】　苦，平。

【归经】　入肺、胃经。

【经义】　本品味苦平，《名医别录》加辛、微寒。热壅血瘀见痈肿恶疮败疽、伤阴、死肌；血分有热致胃中邪气，痱缓不收等。白及入血分泄热，散结逐腐，故并主之。

【现代功效】　收敛止血，消肿生肌。

【临床应用】

1. 出血证　治咳血、咯血，可用白及为末，与蔗糖粉混匀服，如白及散；治吐血、便血日久不愈，反复发作，与蜂蜜、甘草为伍，如溃疡丸；治外伤出血，可单味研末，或与煅石膏研末外敷。

2. 疮疡肿毒，皮肤皲裂，水火烫伤　治疮疡初起，可单用本品研末外敷，或与金银花、皂角刺、乳香等同用，如内消散；若疮痈已溃，久不收口者，以之与黄连、贝母、轻粉等为末外敷，如生肌干脓散；治手足皲裂、水火烫伤，可以本品研末，用油调敷，或与煅石膏粉、凡士林调膏外用。

【用量用法】　6～15g；研末吞服3～6g。外用适量。

【禁忌】　肺胃有实邪者勿用。

大戟 dàjǐ

【本经】　味苦寒。主蛊毒十二水。腹满急痛，积聚，中风，皮肤疼痛，吐逆。一名邛钜。

【形态】　入药用根部，形细长，外面赤黄色，内白色。

【性味】　苦（辛），寒。

【归经】　入肝、脾、肾经。

【经义】　大戟辛苦寒，功能通达脏腑，为下水峻剂，故主热结之十二经之水积聚于内，得峻下而解。留饮积聚于中下二焦，则腹满急痛，发为积聚，大戟能行脏腑水湿积聚，故主之。中风皮肤疼痛，为因风湿热三气为患之证，本品苦以燥湿，寒以胜热，辛以散风，故能治之。吐逆乃水饮上泛，不能下泄之证，大戟辛苦破泄，通达下降，是以主之。

【现代功效】 泻水逐饮，消肿散结。

【临床应用】

1. 水肿，胸腹积水，痰饮积聚 治水肿、胸腹积水正气未衰者，可与大枣同煮，食枣；或配伍甘遂、芫花等，以增强泻下逐水作用，如十枣汤、舟车丸。治痰饮积聚，气逆咳喘，可配伍甘遂、白芥子同用，即控涎丹。

2. 痈疮肿毒，瘰疬痰核 治热毒痈肿疮毒，可鲜用捣烂外敷；治痰火凝聚的瘰疬痰核，可与鸡蛋同煮，食鸡蛋。

【用量用法】 1.5～3g。入丸散服，每次1g；内服醋制用。外用适量，生用。

【禁忌】 凡非气壮邪实者禁用，孕妇忌用。

泽漆 zéqī

【本经】 味苦微寒。主皮肤热，大腹水气。四肢面目浮肿，丈夫阴气不足。生川泽。

【形态】 泽漆即大戟的苗叶，作倒卵圆形。

【性味】 苦，微寒。

【归经】 入肾经。

【经义】 泽漆苦寒能泄水，故主皮肤热之水病，大腹水气，四肢面目浮肿。丈夫之肾，以气为权衡，此能泄肾中浊水，使肾气平复，故主丈夫阴气不足。

【现代功效】 利水消肿，化痰止咳，解毒散结。

【临床应用】

1. 水肿，小便不利 治通身浮肿，腹水胀满，与赤小豆、茯苓、鲤鱼等配伍，如泽漆汤。

2. 咳喘 治痰饮喘咳，常与半夏、生姜、桂枝等同用，如泽漆汤；治肺热咳喘，可与清泻肺热之桑白皮、地骨皮等同用。

3. 瘰疬，痰核，癣疮 治瘰疬痰核，可单味熬成膏，以椒、葱、槐枝煎汤洗净患处，再搽此膏，亦可与清热散结之浙贝母、夏枯草、牡蛎等配伍同用；治癣疮，可单味为末，油调搽之。

【用量用法】 煎服，5～10g。外用适量。

【禁忌】 脉沉细，大小便滑利者禁用，孕妇忌用。本品有毒，不可过量久服。

茵芋 yīnyù

【本经】 味苦温。主五脏邪气，心腹寒热羸瘦如疟状，发作有时，诸关节风湿痹痛。生川谷。

【形态】 常绿灌木，叶革质而滑泽，互生，在枝上部略呈对生或轮生状。

【性味】 苦，温。

【归经】 入肝经。

【经义】 寒邪客于五脏不能宣解而生寒热，茵芋味苦能泄热，性温能散寒，故主之。苦能燥湿，温能通行血脉，血行风自灭，故又能治关节风湿痹痛。

【禁忌】 凡阴虚无风湿实邪者，忌用。

【参考】 本品有名未用。

贯众 guànzhòng

【本经】 味苦微寒。主腹中邪热气，诸毒，杀三虫。一名贯节，一名贯渠，一名百头，一名虎卷，一名扁符。生山谷。

【形态】 入药用根，呈黑褐色。

【性味】 苦，微寒。

【归经】 入肝、胃经。

【经义】 贯众味苦性寒，苦能燥湿，寒能清热，故主腹中邪热，诸毒。三虫，由湿热所生，苦寒能除湿热，故亦主之。

【现代功效】 清热解毒，止血，杀虫。

【临床应用】

1. 风热表证，温热病，热毒斑疹，痄腮　治风热感冒、温热病邪在卫分，与牛蒡子、金银花等发散风热药配伍；治温热病热入营血，热毒斑疹，与水牛角、玄参、大青叶等凉血消斑之品配伍；治痄腮，可单用，或与板蓝根、金银花、连翘等同用，以增强清热解毒之力。

2. 血热出血　治血热之吐衄便血，常与侧柏叶、白茅根、血余炭等凉血止血药配伍；治血热崩漏下血，可单用本品研末调服，或与五灵脂、乌贼骨等止血药配伍。

此外，本品有杀虫作用，可用于绦虫、蛔虫、钩虫等肠道寄生虫病。但须用大量才能取效，而大量使用会损伤视神经，引起失明，需慎用。

【用量用法】 5～9g。

【禁忌】 凡脾虚胃寒，无实热者禁用。

【参考】 辟时行疠疫不正之气，古人谓以此药置水缸中，饮此水则不染疫。

莞华 ráohuā

【本经】 味苦寒。主伤寒温疟，下十二水。破积聚大坚癥瘕，荡涤肠胃中留癖饮食，寒热邪气，利水道。生川谷。

【形态】 落叶小灌木，枝叶对生。

【性味】 苦，寒。

【归经】 入肾经。

【经义】 本品味苦性寒，具沉降之性，故主下十二水。湿热蕴伏脏腑致温疟，湿热痰饮积滞成积聚大坚癥瘕，留癖，本品味苦而性寒，功擅泄湿热而散结滞，故能主之。

【禁忌】 脾胃虚而无寒者禁用。

牙子 yázǐ

【本经】 味苦寒。主邪气热气，疥瘙恶疡疮痔，去白虫。一名狼牙。生川谷。

【形态】 野生毒草，质硬而直立。

【性味】 苦，寒。

【归经】　入心、肝经。

【经义】　狼牙苦寒，入心、肝二经，具有清血燥湿泄热杀虫之功，故能主邪气热气，疥瘙恶疡疮痔，去白虫。

【禁忌】　体虚者禁用。

【参考】　现名鹤草芽。

羊踯躅 yángzhízhú

【本经】　味辛温。主贼风在皮肤中，淫淫痛，温疟，恶毒，诸痹。生川谷。

【形态】　叶倒披针形，花淡黄色，似杜鹃而大。

【性味】　辛，温。

【归经】　入肝、脾经。

【经义】　贼风指外来不正之风，留于皮肤，使人作痛。本品味辛而性温，辛能入肺散风，肺主皮毛，故能治在皮肤之风邪，淫淫痛。辛还能散结，温疟因痰结所致，痰得辛散，故能主之。温能行气血，血脉流畅，血行风灭，故能止痹痛。以毒攻毒，故能主恶毒。

【现代功效】　祛风除湿，散瘀定痛。

【临床应用】

风寒湿痹，跌打肿痛　治风寒湿痹之关节疼痛，配伸筋草、川乌、威灵仙等祛风除湿药同用；治跌打损伤，瘀肿疼痛，配三七、红花等活血药同用。

此外，本品可治偏正头痛，尚可用于麻醉止痛；外用还可治顽癣。

【用量用法】　煎服，0.6～1.5g，或浸酒或入散剂。外用适量，煎水洗或鲜品捣敷。

【禁忌】　本品属剧毒药，其他方法有效时不用本品为宜，若中毒，以甘草一两，煎汤解之，绿豆汤亦可解。

【参考】　羊食其叶，踯躅而死，故名。又名闹羊花。

芫华 yuánhuá

【本经】　味辛温。主咳逆上气，喉鸣喘，咽肿短气，蛊毒鬼疟，疝瘕痈肿，杀虫鱼。一名去水。生川谷。

【形态】　青紫色花蕾，分裂成四瓣。

【性味】　辛，温。

【归经】　入肺、脾、肾经。

【经义】　水饮停蓄上焦，气壅逆行，闭塞不降，以致咳逆上气，喉喘鸣。芫花辛能散，温能行，故主之。湿邪困结，气血凝聚致咽肿，虫毒；感山岚瘴气而发疟疾，此能荡涤急下，使邪气从下而解，故主之。疝瘕痈肿为有形之积聚，本品辛温泄散，故亦主之。

【现代功效】　泻水逐饮，外用杀虫疗疮。

【临床应用】

1. 水肿，胸腹积水，痰饮积聚，咳嗽痰喘　治水肿，胸腹水饮，与甘遂、京大戟等配伍，以泻下逐饮，如十枣汤、舟车丸。治咳嗽痰喘，可单用或与大枣煎服。

2. 疥癣秃疮，痈肿，冻疮　外用治头疮、白秃、顽癣等皮肤病及痈肿，可研末单用，或加雄黄研末，猪脂调敷。

【用量用法】　1.5～3g。醋芫花研末吞服，每次 0.6～0.9g，每日 1 次。外用适量。

【禁忌】　非气壮邪实者及孕妇禁用。

【参考】　现名芫花。

姑活 gūhuó

【本经】　味甘温。主大风邪气，湿痹寒痛。久服轻身，益寿耐老。一名冬葵子。生川泽。

【参考】　本品与冬葵子记载有较大出入，有待研究。

别羁 biéjī

【本经】　味苦微温。主风寒湿痹，身重，四肢疼酸。寒历节痛。生川谷。

【参考】　本品有名未用。

商陆 shānglù

【本经】　味辛平。主水胀，疝瘕痹，熨除痈肿。杀鬼精物。一名荡根，一名夜呼。生川谷。

【形态】　入药用根，形似萝卜根，外淡褐色，内灰白色。

【性味】　辛，平。

【归经】　入脾、胃、大肠经。

【经义】　商陆味辛走气，秉金土之气化，土胜水，气化则水行，水散则水消，故主水胀。疝瘕乃厥阴肝木之病，金能平木，故能治疝瘕痹。金能攻利，故能治痈肿，可熨而治之。

【现代功效】　逐水消肿，通利二便；外用解毒散结。

【临床应用】

1. 水肿胀满，二便不通　治水肿胀满，大便秘结，小便不利，可单用，或与泽泻、茯苓皮、槟榔等配伍，如疏凿饮子；亦可以本品捣烂，加麝香少许贴脐部，增强利水消肿作用。

2. 疮痈肿毒　外治疮肿初起，可用鲜品，酌加食盐，捣烂外敷。

【用量用法】　3～9g。外用适量，煎汤熏洗。

【禁忌】　非气壮邪实者禁用。

羊蹄 yángtí

【本经】　味苦寒。主头秃疥瘙，除热，女子阴蚀。一名东方宿，一名连虫陆，一名鬼目。生川泽。

【形态】　多年生草本，根长粗大而色白，根生叶绿色。

【性味】　苦，寒。

【归经】　入心、肾、肝三经。

【经义】 本品味苦性寒，功能除湿清热，凉血杀虫。秃疥瘙、阴蚀诸症，皆湿热所致，故能主之。

【现代功效】 凉血止血，解毒杀虫，泻下通便。

【临床应用】

1. 血热出血证 治热郁吐血，与麦冬煎汤饮；治大便下血，与连皮老姜同用；治内痔出血，与猪肉同煮，饮汤；治崩漏下血，与仙鹤草同用；治紫癜，与大枣同用。

2. 疥癣、疮疡、烫伤 治疥疮，以鲜品捣敷患处；治癣，与枯矾共研末，醋调敷，如羊蹄根散；治烫伤，用鲜品捣敷，或研末油调外涂。

3. 便秘 治肠燥便秘，可单味煎服；治热结便秘，与泄热通便之芒硝同用。

【用量用法】 煎服，10～15g；外用适量。

【禁忌】 脾胃虚弱者忌服。

【参考】 功用颇似大黄，民间常用。

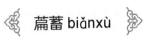

萹蓄 biǎnxù

【本经】 味苦平，主浸淫疥瘙，疽痔，杀三虫。

【形态】 全身似蓼，叶厚互生，根坚韧。

【性味】 苦，平。

【归经】 入脾、肺、胃、膀胱经。

【经义】 湿邪侮于脾土，热邪壅于脉络，浸淫肌肤而为疥瘙、疽痔，可见皆为湿热之病。三虫，亦湿热所化。本品味苦性平，功专利水，清热除湿杀虫，故主之。

【现代功效】 利尿通淋，杀虫止痒。

【临床应用】

1. 淋证 治膀胱湿热所致之小便不利，淋沥涩痛，可与瞿麦、木通、车前子同用，如八正散；治血淋，则与大蓟、小蓟、白茅根等凉血止血药同用。

2. 虫证，湿疹，阴痒 治蛔虫腹痛，可以单味浓煎服用；治小儿蛲虫，单味水煎，空腹饮之，还可以本品煎汤，熏洗肛门；治湿疹、湿疮、阴痒等，可单用煎水外洗，亦可配伍地肤子、蛇床子、荆芥等煎水外洗。

【用量用法】 9～15g。外用适量，煎洗患处。

【禁忌】 小便利，腹泻，无湿热者，忌用。

狼毒 lángdú

【本经】 味辛平。主咳逆上气，破积聚饮食，寒热水气，恶疮鼠瘘疽蚀，鬼精蛊毒，杀飞鸟走兽。一名续毒。生山谷。

【形态】 叶似商陆，其根皮黄肉白，以实重者良。

【性味】 辛，平。

【归经】 入肝、脾经。

【经义】 味辛入肺，入水则沉，故主痰饮咳逆上气。秉金气，性主攻利，能破积聚饮食。水气为寒水之气也，水气不行，痰血凝聚，则生寒热水气，恶疮鼠瘘疽蚀。狼毒味辛散苦降，能杀虫逐痰行血，故可治上述诸症。

【禁忌】　凡非气壮邪实者禁用，畏密陀僧。

【参考】　外用治疥癣，内服极少。

鬼臼 guǐjiù

【本经】　味辛温。主杀蛊毒，鬼疰，精物。辟恶气不祥，逐邪，解百毒。一名爵犀，一名马目毒公，一名九臼。生山谷。

【形态】　多年生草本，根呈臼形，形似天南星。

【性味】　辛，温。

【归经】　入肺、脾、肝经。

【经义】　本品辛温有毒，辛能散结，温能胜寒，故有杀虫辟邪之功。以毒攻毒，故曰能解百毒。

【禁忌】　非气壮实邪者，禁用。

【参考】　本品有名未用。

白头翁 báitóuwēng

【本经】　味苦温。主温疟狂易，寒热，癥瘕积聚，瘿气，逐血止痛，金疮。一名野丈人，一名胡王使者。生川谷。

【形态】　叶如羽状复叶，与茎俱密生毛，状如老人之白发。

【性味】　苦，温。

【归经】　入胃、大肠经。

【经义】　李杲曰白头翁："味苦，性寒。"邪结足阳明胃经而为温疟，血热则狂易，寒热；血凝则癥瘕积聚，瘿气，积滞停留则疼痛。本品味苦能疏泄血结，性寒能除热凉血，故并主之。血凉则金疮痛止。

【现代功效】　清热解毒，凉血止痢。

【临床应用】

热毒血痢　治热毒血痢，常与黄连、黄柏、秦皮等清热燥湿止痢药配伍，即白头翁汤；若治赤痢日久不愈，腹中冷痛，可与干姜、赤石脂等同用，以温中散寒、涩肠止泻。

此外，本品与秦皮配伍煎汤外洗，可治阴痒。

【用量用法】　9～15g。

【禁忌】　凡血分无热，脾胃虚弱者勿用。

羊桃 yángtáo

【本经】　味苦寒。主熛热身暴赤色，风水积聚，恶疡，除小儿热。一名鬼桃，一名羊肠。生川谷。

【形态】　常绿乔木，花与酢浆草相似，果实为浆果。

【性味】　苦，寒。

【归经】　入心经。

【经义】　风湿热为患，见上述诸症，本品苦寒，功能泄热胜湿，走血分，血行风自灭，故能主之。

【参考】　熛热身暴赤色，指火热发展很快犹如火飞，而人体突现红赤之色。本品为植物猕猴桃的树根。

女青 nǚqīng

【本经】　味辛平。主蛊毒，逐邪恶气，杀鬼温疟，辟不祥。一名雀瓢。生山谷。

【形态】　茎细而软，卧伏地面，开五片黄色花瓣。

【性味】　辛，平。

【归经】　入肝经。

【经义】　本品味辛而性平，辛散而不燥，辛香之品，能化浊而逐邪，故能主治以上诸症。

【参考】　李时珍认为，女青即蛇衔草根。本品有名未用。

连翘 liánqiào

【本经】　味苦平。主寒热鼠瘘，瘰疬，痈肿，恶疮，瘿瘤结热，蛊毒。一名异翘，一名兰华，一名折根，一名轵，一名三廉。生山谷。

【形态】　黄褐色果实，裂为两房，中含如粟粒之种子，有香气。

【性味】　苦，平（寒）。

【归经】　入心、肺、大肠、胆、心包、三焦经。

【经义】　廖希雍谓苦平应作苦辛。寒热鼠瘘，瘰疬，瘿瘤热结诸证，皆由胆经气郁血凝，痰滞热结而致。连翘苦寒能泄热，味辛能散结，故能清泄胆经之热而主之。痈肿、恶疮，皆属心火，连翘能泻心火，故并主之。本品苦能燥湿，寒能胜热，故热解则湿热中毒而成的疾患消。

【现代功效】　清热解毒，消肿散结，疏散风热。

【临床应用】

1. 疮痈肿毒，瘰疬结核，咽喉肿痛　治疮痈初起，红肿未溃，与金银花、蒲公英等清热解毒之品配伍；治疮疡溃烂，脓出不畅，则与天花粉、皂角刺、穿山甲等清热排脓药配伍；治瘰疬结核，常与夏枯草、玄参、浙贝母等同用；治热毒所致的咽喉肿痛，与金银花、马勃等清热解毒、利咽之品配伍，如银翘马勃散。

2. 风热表证，温热病　治风热表证、温病初起，常与金银花相须为用，如银翘散；若治温病热入营血，神昏舌绛，则与牡丹皮、生地黄、麦冬等清热凉血药同用，如清营汤；若治温病热陷心包，高热、烦躁、神昏，常与莲子心、竹叶卷心等配伍以清心泻火，如清宫汤。

【用量用法】　6～15g。

【禁忌】　胃虚食少，阴虚内热，以及痈毒已溃者勿用。

石下长卿 shíxiàchángqīng

【本经】　味咸平。主鬼疰精物，邪恶气，杀百精蛊毒，老魅，注易，亡走，啼哭悲伤恍惚。一名徐长卿。生池泽。

【参考】　即徐长卿，见徐长卿条。

❦ 蔄茹 lúrú ❦

【本经】　味辛寒。主蚀恶肉，败疮，死肌，杀疥虫，排脓恶血，除大风热气，善忘不乐。生川谷。

【形态】　叶披针形，质薄，互生，叶背有散毛。

【性味】　辛，寒。

【归经】　入肝经。

【经义】　本品味辛而性寒，辛能散结祛风邪，寒能泄热降火毒，故能主上述各症。

【禁忌】　无实邪者，禁用。

【参考】　本品有毒。

❦ 乌韭 wūjiǔ ❦

【本经】　味甘寒。主皮肤往来寒热，利小肠、膀胱气。生山谷。

【形态】　常绿草本，地下茎坚硬而横卧，叶柄坚硬而滑泽，呈圆柱形。

【性味】　甘，寒。

【归经】　入心、脾经。

【经义】　本品味甘入脾补中，性寒入心除热，心清脾健，正复邪去，则皮肤往来寒热自愈。因心与小肠相表里，心火去，则小肠、膀胱之气利。

【禁忌】　脾胃有寒者忌用。

【参考】　本品又名石苔、石衣。

❦ 鹿藿 lùhuò ❦

【本经】　味苦平。主蛊毒，女子腰腹痛不乐，肠痈，瘰疬，疡气。生山谷。

【形态】　蔓生草本，其茎细长，常卷络于他物之上。

【性味】　苦，平。

【归经】　入心、肝、脾经。

【经义】　本品味苦性平，能入心生血。血藏于肝，统于脾，毒邪中于人身，必伤及血分。本品苦平生血，使心、肝、脾三经血旺，血旺则体健，且味苦可以杀虫，故主之。气血不畅见腰腹痛不乐、肠痈、瘰疬、疡气，血和则得以自愈。

【禁忌】　无瘀滞者，禁用。

【参考】　本品即野绿豆。

❦ 蚤休 zǎoxiū ❦

【本经】　味苦微寒。主惊痫摇头弄舌，热气在腹中，癫疾，痈疮阴蚀，下三虫，去蛇毒。

一名蚤休。生川谷。

【形态】 一茎直上，叶为长卵形，成层轮生，每层七叶，色绿似芍药，根大如苍术状，外紫中白。

【性味】 苦，微寒。

【归经】 入肝经。

【经义】 肝火内炽、热极生风见惊痫摇头弄舌。风火上凌，直泛巅顶，而成癫疾。蚤休苦寒能泄热息风降气，故能主之。阴蚀，三虫，皆湿热为病，蚤休苦寒胜湿，故皆主之。热气在腹中、痈疮及解蛇毒，乃其清热凉血解毒之功。

【现代功效】 清热解毒，消肿止痛，凉肝定惊。

【临床应用】

1. 热毒疮痛，毒蛇咬伤 治热毒痈疮疔疖，可单味研末，醋调外敷，或与黄连、金银花、赤芍等解毒消痈之品配伍，如夺命丹；治毒蛇咬伤，红肿疼痛，常与半边莲等解毒消肿药同用。

2. 小儿惊风 治小儿高热、惊风抽搐，常与钩藤、蝉蜕等配伍，以增强息风止痉之效。

3. 跌打损伤 治跌打损伤、瘀肿疼痛，可单用研末冲服，或与三七、自然铜、血竭等活血疗伤药配伍。

【用量用法】 3～9g。外用适量，研末调敷。

【禁忌】 体虚，无实火热毒，阴证外疡者及孕妇均忌服。

【参考】 别名七叶一枝花，重楼。

 石长生 shíchángshēng

【本经】 味咸微寒。主寒热恶疮大热，辟鬼气不祥。一名丹草。生山谷。

【形态】 多年生常绿草本，叶四时不凋，似蕨而细，如龙须。

【性味】 咸，微寒。

【归经】 入心、脾经。

【经义】 《本草纲目》记载，"味辛苦甘，性微寒。"功能清心火，泄脾经湿热，故能治寒热恶疮大热。因味辛散，故能逐秽辟恶气。

【禁忌】 无热者，禁用。

陆英 lùyīng

【本经】 味苦寒。主骨间诸痹，四肢拘挛疼酸，膝寒痛，阴痿，短气不足，脚肿。生川谷。

【形态】 忍冬科多年生草本陆英的根状茎。

【性味】 苦，寒。

【归经】 入肝、肾经。

【经义】 肾主骨，肾气虚，则风寒湿邪易袭骨间而为痹。血虚不能荣筋，以致四肢拘挛疼酸，膝寒痛。陆英味苦性寒，功能燥湿、坚肾、除热，所以主之。肾气得补，则阴痿、短气不足而愈。苦能燥湿，湿去则因湿气下注所致之脚肿自消。

【禁忌】　无湿热者，忌用。

荩草 jìncǎo

【本经】　味苦平。主久咳上气，喘逆，久寒，惊悸，痂疥，白秃，疡气，杀皮肤小虫。生川谷。

【形态】　禾本科越年生或一年生草本全草。

【性味】　苦，平。

【归经】　入心、肺经。

【经义】　肺气上逆，急食苦以泻之。本品苦平，故能主久咳上气喘咳，肺气得平，金能生水涵木，故惊悸自止。苦能助心火，故能去久寒。苦还能燥湿杀虫，故能治痂疥，白秃，疡气，皮肤小虫诸症。

【禁忌】　有痰火咳逆及风湿者，忌用。

【参考】　本品临床少用。

牛扁 niúbiǎn

【本经】　味苦微寒。主身皮疮热气，可作浴汤，杀牛虱小虫，又疗牛病。生川谷。

【形态】　毛茛科多年生草本的根。圆锥形，表面暗棕色，木心淡黄褐色。

【性味】　苦，微寒。

【归经】　入心、脾经。

【经义】　湿热滞于皮肤致身皮疮热气。本品味苦性寒，功能燥湿泄热，故能主之。牛虱小虫，是湿热所生，湿热既除，虫失其所养，且虫见苦即伏，故能杀牛虱小虫，亦能疗牛因湿热所致的疾患。

【参考】　此药为有毒植物，内服宜慎用。本品少用。

夏枯草 xiàkūcǎo

【本经】　味苦辛寒。主寒热瘰疬，鼠瘘，头疮，破癥，散瘿结气，脚肿湿痹。轻身。一名夕句，一名乃东。生川谷。

【形态】　茎圆形，叶对生，边缘有锯齿，生淡紫色、白色唇形花。

【性味】　苦、辛，寒。

【归经】　入肝、胆经。

【经义】　肝经郁火，痰凝气结而生寒热瘰疬、鼠瘘、癥瘕、瘿瘤等。夏枯草味苦辛寒，辛能散结，苦能除热，故主之。头疮皆由于热，脚肿湿痹，乃湿热为患，夏枯草苦辛寒能胜湿泄热，热消湿散，则头疮、脚肿湿痹自除，身体当应感轻快。

【现代功效】　清热泻火，明目，散结消肿。

【临床应用】

1. 目赤肿痛，头痛眩晕，目珠夜痛　治肝火上炎，目赤肿痛，头痛眩晕，常与桑叶、菊花、决明子等药配伍，以增强清肝明目之效。若治阴血不足，目珠疼痛，至夜尤甚者，宜与当归、枸杞子、生地黄等补血养肝药配伍。

2. 瘰疬，瘿瘤　治肝郁化火，痰火凝聚之瘰疬，常与贝母、香附等药配伍，如夏枯草汤；若治瘿瘤，则常与昆布、玄参等化痰软坚药配伍，如夏枯草膏。

3. 乳痈，乳癖，乳房肿痛　治肝郁不舒，痰火蕴结所致之乳痈、乳癖、乳房肿胀疼痛，常与蒲公英、金银花、浙贝母等清热解毒，消肿散结药同用。

此外，本品尚有清热平肝作用，可用治肝火上炎或肝阳上亢之头痛眩晕。

【用量用法】　9～15g。

【禁忌】　凡阴虚胃弱而无郁结者勿用。

屈草 qūcǎo

【本经】　味苦微寒，主胁肋下痛，邪气，肠间寒热，阴痹，久服轻生，益气耐老。

【形态】　无从考证。

【性味】　苦，微寒。

【归经】　入心、小肠经。

【经义】　湿热为患见胸胁下痛、邪气、肠间寒热；湿邪侵袭见阴痹。屈草味苦能燥湿，寒能胜热，湿热去，诸症当自除。邪气除，则正气受益，自能身轻耐老。

【禁忌】　无湿热者，禁用。

【参考】　本品有名未用。

巴豆 bādòu

【本经】　味辛温。主伤寒温疟寒热，破癥瘕结聚坚积，留饮痰癖，大腹水胀，荡涤五脏六腑，开通闭塞，利水谷道，去恶肉，除鬼毒，蛊疰，邪物，杀虫鱼。一名巴椒。生川谷。

【形态】　植物果实，卵圆形而稍扁平。边缘略凸起，有绿缝，外皮赤褐色，内分三房，各藏一种子，黄褐色，即巴豆仁。

【性味】　辛，温。

【归经】　入胃、大肠经。

【经义】　巴豆辛能散，由经脉而达于肌表，故主伤寒温疟寒热。肠胃中有实邪留滞，则见癥瘕结聚坚积，留饮痰癖，大腹水胀等。巴豆温能行，从上而下泄于肠胃，除一切沉寒痼冷及一切有形积滞，故主之。巴豆其性奔迫下泄，故能荡涤五脏六腑，开通闭塞，利水谷道。其性慓悍，辛散温行通利，故去恶肉。

【现代功效】　峻下冷积，逐水退肿，豁痰利咽；外用蚀疮。

【临床应用】

1. 寒积便秘，乳食停滞　治腹满胀痛，大便不通，气急口噤，属寒邪食积阻滞肠道，气血未衰者，可单用巴豆霜装胶囊服，或配大黄、干姜为丸服，以峻下冷积，开通肠道，即三物备急丸。治小儿痰壅、乳食停积甚则惊悸，可少用巴豆，峻药轻投，配伍胆南星、朱砂、神曲等，以祛痰消积，如万应保赤散。

2. 腹水臌胀，二便不通　治腹水臌胀，可配杏仁为丸服。近代治晚期血吸虫病肝硬化腹水，用本品配绛矾、神曲为丸，如含巴绛矾丸。

3. 喉风，喉痹　治喉痹痰阻，呼吸急促，甚至窒息欲死者，可用巴豆霜灌服或鼻饲，引吐痰涎，开通气道；现代用巴豆霜吹喉，治白喉及急性喉炎引起的急性喉梗阻；治寒实结胸及肺痈脓痰不出，可与桔梗、贝母同用，以排痰外出，即三物小白散。

4. 痈疽，疥癣，恶疮　治痈疽疮成脓未溃者，常与乳香、没药、木鳖子等熬膏外贴，如验方咬头膏；若痈疽溃后，腐肉不脱，可用本品炒至烟尽研敷。治疥癣，用巴豆仁捣泥加雄黄和匀外擦局部。治恶疮，单用本品炸油，以油调雄黄、轻粉，外搽疮面即可。

【用量用法】　外用适量，研末涂患处，或捣烂以纱布包擦患处。

【禁忌】　本品为剧毒药，非有积寒者忌用。

蜀椒 shǔjiāo

【本经】　味辛温。主邪气咳逆，温中，逐骨节皮肤死肌，寒湿痹痛，下气。久服之头不白，轻身增年。生川谷。

【形态】　植物果实，大如胡椒，皮紫赤色，熟则壳自裂缝，中藏黑子。

【性味】　辛，温。

【归经】　入肺、脾、胃经。

【经义】　寒邪犯肺，则气逆而咳。蜀椒味辛气温性热，入肺脾胃三经，辛以散之，温以行之，则咳逆自止。性温能暖脾胃，故可温中。湿胜为着痹，寒胜为痛痹，痹痛而偏重于关节皮肤，死肌是寒湿内闭所致，本品能散寒逐湿，故亦主之。痹痛除，血脉流畅，故久服之头不白，轻身增年。

【禁忌】　肺胃有热，病非虚寒者禁用。

【参考】　本品现代功效与临床应用见秦椒。秦椒与蜀椒，性味、功效相似。两者以地名命名，今蜀椒为花椒的果实，而秦椒为竹叶椒的果实。

皂荚 zàojiá

【本经】　味辛咸温。主风痹死肌，邪气，风头泪出。利九窍，杀精物。生川谷。

【形态】　乔木荚果，有大小两种，大者肥厚，形带扁平，状似悬刀，黑褐色；小者如猪牙。

【性味】　辛、咸，温。

【归经】　入肝、肺、大肠经。

【经义】　肝为风脏，风痹死肌，头风泪出，皆因肝风。皂荚味辛咸气温，入肝、肺、大肠三经，辛散温行，能疏泄肝经之风，故主诸症。本品气味俱厚，辛散之性，能通上下诸窍，关窍利则邪去。

【现代功效】　祛痰开窍，散结消肿。

【临床应用】

1. 顽痰阻肺咳喘证　治痰饮阻肺，肺失清肃，胸闷咳喘，咳痰不爽，可用皂荚研末，水冲服；或作蜜丸，枣汤送服，如皂荚丸。热痰胶黏难咳者，配黄芩、瓜蒌等清肺化痰药同用。

2. 痰涎壅盛，关窍闭阻之证　治中风、痰厥、癫痫、喉痹等猝然昏厥，口噤不开，配细辛，共研为散，吹鼻取嚏而开窍，如通关散；或配明矾，研末，温水调服，涌吐痰涎以豁痰开窍醒神，如稀涎散。

此外，本品外用有散结消肿作用，用于疮痈疔肿未溃者，研末外敷。用陈醋浸泡本品后研末调涂，又可治皮癣，有祛风杀虫止痒之功。

【用量用法】 1～1.5g，多入丸、散。

【禁忌】 孕妇禁用，病非风痰实热者忌用。

柳华 liǔhuá

【本经】 柳华，味苦寒。主风水，黄疸，面热黑。叶，主马疥痂疮。实，主溃痈，逐脓血。子汁，疗渴。一名柳絮。生川泽。

【形态】 河柳之花絮。

【性味】 苦，寒。

【归经】 入肺、脾经。

【经义】 柳华味苦性寒，能泄湿热，其质轻扬，又善散风，故能主风水，黄疸面黑诸症。湿热易酿成疥疮、溃痈等症，本品苦寒，故能治之。实与子汁，亦有去湿热之功，故能主之。

【禁忌】 脾肺虚寒而无湿热者，忌用。

【参考】 本品临床少用。

楝实 liànshí

【本经】 味苦寒。主温疾伤寒，大热，烦狂，杀三虫，疥疡，利小便水道。生山谷。

【形态】 苦楝树之实，形如小铃，皮金黄色。

【性味】 苦，寒，有小毒。

【归经】 入肝、胃、心、小肠、膀胱经。

【经义】 冬伤于寒，春必病温，邪在阳明则见烦狂。楝实味苦气寒，入胃经，散阳明之邪热，故能主之。湿热郁积，则内生诸虫，湿热浸淫，则外生疥疡，楝实苦能泄湿，寒能除热，故能杀三虫、疥疡。热结小肠，则小便不利，楝实苦降泄热，故利小便水道。

【现代功效】 疏肝泄热，行气止痛，杀虫。

【临床应用】

1. 气郁化火，胁肋疼痛 治肝郁化火之胁肋胀痛，常与延胡索配伍，如金铃子散；治肝胃不和之胸胁脘腹作痛或疝气腹痛属肝经有热者，可与柴胡、白芍、枳实等配伍；若治寒疝腹痛，常与小茴香、吴茱萸等配伍。

2. 虫积腹痛 治蛔虫腹痛，可与槟榔、使君子等配伍。

此外，本品能疗癣，治头癣，单用焙黄研末，以油调膏外涂。

【用量用法】 5～10g。外用适量，研末调涂。

【禁忌】 脾胃虚寒者禁用。

【参考】 本品即川楝子，别名金铃子。

郁李仁 yùlǐrén

【本经】 味酸平。主大腹水肿，面目四肢浮肿，利小便水道。根，主齿断肿、龋齿，坚齿。一名爵李。生川谷。

【形态】 郁李子之仁，皮色白，或淡红色，尖圆形，状类桃仁而小。

【性味】 酸，平。

【归经】 入脾、膀胱、大肠、小肠经。

【经义】 "诸腹胀大，皆属于热；诸湿肿满，皆属于脾"。湿热湿盛则腹大；水气泛滥，则四肢面目浮肿；热结小肠，则小便不利。本品味酸平，黄宫绣作"甘苦而润"，专入脾，兼入小肠，甘润滑，苦性降，能泄热润燥，下气行水，故治诸症。齿断肿、龋齿，属虫与火为患，郁李根味酸能杀虫泄热，故能治之而坚齿。

【现代功效】 润肠通便，下气利水。

【临床应用】

1. 肠燥便秘 治气滞腹胀，肠燥便秘，与柏子仁、杏仁等配伍，以降气润肠通便，如五仁丸；治血虚肠燥便秘，可配伍当归、何首乌等，以养血润肠，如郁李仁饮。

2. 水肿胀满，脚气浮肿 治水肿胀满，脚气浮肿，小便不利，常与陈皮、桑白皮、赤小豆等配伍，以行气利水消肿，如郁李仁汤。

【用量用法】 6～10g。

【禁忌】 孕妇禁用。

莽草 mǎngcǎo

【本经】 味辛温。主风头，痈肿乳肿，疝瘕，除结气，疥瘙。杀虫鱼。生山谷。

【形态】 木兰科常绿灌木狭叶茴香叶，叶革质，披针形或椭圆形。

【性味】 辛，温。

【归经】 入心、肺、肝经。

【经义】 莽草味辛性温，辛能驱风散结，温能通行气血。风头疥瘙为风邪所侵，故能主之。疝瘕、结气、痈肿、乳肿，皆由气滞血凝而成。本品辛散温通，故能治之。

【参考】 本品颇似大茴香，但有剧毒，能杀人，要特别慎用。

雷丸 léiwán

【本经】 味苦寒。主杀三虫，逐毒气，胃中热，利丈夫，不利女子。作摩膏，除小儿百病。生山谷。

【形态】 生于竹之根部，《本草纲目》又名竹苓，似猪苓而小，大者如粟，外皮黑褐色或赤褐色，内部白色，质坚硬。

【性味】 苦，寒。

【归经】 入胃、大肠经。

【经义】 湿热之邪内蕴见三虫、毒气、胃中热。雷丸苦寒，能泄湿热杀虫，故主三虫、毒气、胃中热诸症。盖因女子在胎前产后及月经期间，不宜用苦寒伤气之品，故曰其利丈夫不利女子。惟有虫积者可权衡应用。小儿好食甘肥，胃肠最易滋生虫积，虫积除，百病消，故曰除小儿百病。

【现代功效】 杀虫消积。

【临床应用】

1. 绦虫证、钩虫证、蛔虫证 治绦虫，可单用研粉吞服，每次 20g，日服 3 次，连用 3 日，亦可与南瓜子、槟榔等配伍；治钩虫证、蛔虫证，常配伍槟榔、苦楝皮、牵牛子等驱虫药，如追虫丸；治蛲虫证，与大黄、牵牛子等同用。

2. 小儿疳积 治小儿疳积，常配伍使君子、鹤虱、榧子、槟榔，等份为末，食前温米饮调服，如雷丸散。

【用量用法】 15~21g，不宜入煎剂，一般研粉服，每次 5~7g，饭后用温开水调服，每日 3 次，连服 3 日。

【禁忌】 无虫积者勿用。

梓白皮 zǐbáipí

【本经】 味苦寒。主热，去三虫。叶，捣傅猪疮，饲猪肥大三倍。生山谷。

【形态】 紫薇科落叶乔木梓树的根皮，呈块片状或卷曲状，外皮棕褐色，内表面黄白色。

【性味】 苦，寒。

【归经】 入脾、胃经。

【经义】 猪疮，由湿热所生。本品味苦性寒，功能泄湿热，故能主之。猪属水畜，易生湿热，饲以梓叶，去其湿热，可助其发育，故饲猪肥大三倍。

【禁忌】 无湿热者，禁用。

【参考】 猪疮：即猪的皮肤生疮。本品临床少用。

桐叶 tóngyè

【本经】 味苦寒。主恶蚀疮著阴。皮，主五痔，杀三虫。花，傅猪疮，饲猪肥大三倍。生山谷。

【形态】 玄参科落叶乔木，叶大对生，叶阔卵圆形或宽三角状圆形。

【性味】 苦，寒。

【归经】 入心、脾经。

【经义】 湿热内蕴，则生诸疮及虫疾。本品味苦能燥湿，性寒能胜热，故能治之。因猪多恶热，常因热而病，桐花能清热，故能使猪正常发育，故可饲猪肥大三倍。

【禁忌】 脾胃有寒者禁用。

【参考】 李时珍曰："本经桐叶，即白桐也。"本品有名未用。

石南 shínán

【本经】 味辛平。主养肾气，内伤，阴衰，利筋骨皮毛。实，杀蛊毒，破积聚，逐风痹。

一名鬼目。生山谷。

【形态】 常绿灌木，质厚如革，面甚平滑，背则密生褐色茸毛，似枇杷叶而小。

【经义】 石南味辛性平，黄宫绣言"味辛而苦"。辛能散风而阴不损，苦能坚肾而不泄，故能养肾气，治内伤阴衰。肝肾坚强，则筋骨自利，皮毛亦华。苦能燥湿杀虫，辛能祛风散结，故实能杀蛊毒，破积聚，逐风痹。

【参考】 本品因常生于向阳之山石间，故命名为石南。阴衰：肾阴之气衰弱而言。

黄环 huánghuán

【本经】 味苦平。主蛊毒，鬼疰鬼魅，邪气在藏中，除咳逆寒热。一名陵泉，一名大就。生山谷。

【性味】 苦，平（寒）。

【归经】 入心、脾经。

【经义】 湿邪为患，可见上述症状。本品苦能燥湿杀虫，寒能胜热，湿热与虫皆去，则诸症可除。

【参考】 本品现代临床不用。

溲疏 sōushū

【本经】 味辛寒。主身皮肤中热，除邪气，止遗溺，可作浴汤。生川谷。

【形态】 落叶灌木，小枝中空，赤褐色，幼时有星状毛，叶对生；有短柄。

【性味】 辛，寒。

【归经】 入肺、肾经。

【经义】 湿热为患，见上述症状。本品味辛能散风除湿，性寒能胜热，故能主治之。

【禁忌】 无风热者，忌用。

鼠李 shǔlǐ

【本经】 主寒热，瘰疬疮。一名爵李。生川谷。

【形态】 枝有刺叶呈倒卵状椭圆形，核果近球形，熟时黑色。

【性味】 《本草纲目》记载，鼠李子味苦凉微毒，皮味苦寒无毒。

【归经】 入肝、胆经。

【经义】 肝胆之火郁结，日久成寒热瘰疬，本品味苦性凉，能清肝胆之郁火，肝胆气平，气血流畅，故能治之。

【禁忌】 无湿热者，忌用。

松萝 sōngluó

【本经】 味苦平。主瞋怒邪气，止虚汗，风头，女子阴寒肿痛。一名女萝。生山谷。

【形态】 寄生植物，自树梢悬垂，全体成丝状，淡黄色或灰白色，生多数细而短的侧枝。

【性味】 苦，平。

【归经】 入肺、肝经。

【经义】 肝主疏泄，开窍于目，怒则肝气逆。本品苦能泄，入肝经，故可平肝气，主瞋怒、邪气。肝主风，风邪上侵入头目，则作头风。卫气不固，则出汗，本品苦能泄肝，故能疗头风，止虚汗。肝经络阴器，肝经受邪，则见阴寒肿痛，本品能平肝气，祛寒热，故能治之。

【禁忌】 无郁结及风邪者，忌用。

药实根 yàoshígēn

【本经】 味辛温。主邪气，诸痹疼酸，续绝伤，补骨髓。一名连木。生山谷。

【形态】 待考。

【性味】 辛，温。

【归经】 入肝、脾经。

【经义】 风寒湿邪阻于经络，气血阻塞不通，则见诸痹酸痛等症，本品味辛能散，性温能通，故能治之。风寒湿邪去，气血通畅，筋骨获得滋养，则筋伤自续，髓虚得补。

【参考】 本品少用，各本草记载不尽相同，有待进一步研究。

蔓椒 mànjiāo

【本经】 味苦温。主风寒湿痹，历节疼，除四肢厥气，膝痛。一名家椒。生川谷。

【形态】 待考。

【性味】 苦，温。

【归经】 入肝、脾经。

【经义】 风寒湿邪滞于经络，阳气不能通畅，则见上述诸症。本品味苦性温，功能散寒、燥湿、行气，故能治之。

【参考】 厥气：此处指冷气而言。

栾华 luánhuá

【本经】 味苦寒，主目痛泪出伤眦，消目肿。

【形态】 栾树的花，色黄，似槐花，稍大，中心杂以红色。

【性味】 苦，寒。

【归经】 入心、肝经。

【经义】 肝开窍于目，肝经风热之邪上泛头目，则见目痛、泪出、伤眦、目肿。本品味苦性寒，能泻肝清热，上焦风热清除，他疾自去。

【禁忌】 无风热及脾胃虚寒者，忌用。

淮木 huáimù

【本经】 味苦平。主久咳上气，伤中虚羸，女子阴蚀，漏沃下赤白沃。一名百岁城中木。生平泽。

【形态】 《本草纲目》记载："本品为城里赤柱。"形态不详。

【性味】 苦，平。

【归经】 入肺、脾经。

【经义】 湿热蕴于肺经，则久咳上气；湿热居于胃，则伤中气而虚羸；湿热注于下焦，则女子阴蚀，漏下赤白沃。本品苦平，功能入肺脾泄湿热，故能主之。

【禁忌】 无湿热实邪者，忌用。

【参考】 本品据《中国药学大辞典》记载："为杂木之一种。"究系何木，不详。

大豆黄卷 dàdòuhuángjuǎn

【本经】 味甘平。主湿痹筋挛膝痛。生大豆，涂痈肿。煮汁饮，杀鬼毒止痛。赤小豆，主下水，排痈肿脓血。生平泽。

【形态】 大豆黄卷，系用黑大豆发芽晒干，色黄须卷，黑大豆皮黑肉白；赤小豆颗粒细长，色赤暗。

【性味】 甘，平。

【归经】 入脾、胃、肺经。

【经义】 湿胜为着痹，湿流关节则为筋挛膝痛，本品味甘气平，功能补土利湿；质松性清，初生之芽具有生发之气，性善宣通能达肝宣筋，故能主之。生大豆甘能解毒，故外涂治痈肿，煮汁饮，祛邪止痛。赤小豆，味甘能健脾利湿解毒，色赤能入心行血。性下行，能入阴分，行水散血，清热解毒，故主下水，排痈肿脓血。

赤 小 豆

【现代功效】 利水消肿，解毒排脓。

【临床应用】

1. 水肿，小便不利，黄疸　治水湿内停之水肿、小便不利，可单用，或与茯苓、猪苓、泽泻等同用；治脚气浮肿，可与桑白皮、生姜等配用；治急黄，身如金色，可与茵陈、栀子等同用；若黄疸初起有表证者，可配伍麻黄、连翘、苦杏仁等，如麻黄连翘赤小豆汤。

2. 痈疮肿毒　治痈疮疖肿，可研末调敷患处；治肠痈腹痛，可与薏苡仁、甘草同用，如赤小豆薏苡仁汤。

【用量用法】 9～15g。

【禁忌】 大豆黄卷，无湿热者勿用；生大豆脾胃虚寒者勿用；赤小豆阴虚而无湿热者勿用。

腐婢 fǔbì

【本经】 味辛平。主痎疟寒热，邪气，泄利，阴不起，病酒，头痛。

【形态】 落叶灌木或小乔木，茎多数分支，叶对生，有柄。

【性味】 辛，平。

【归经】 入肺、脾、肾经。

【经义】 本品味辛而平，功能散湿热利窍，故能治痃疟寒热，邪气，泄利，病酒，头痛等症。其气腐臭，能入肾经，故可治阴不起。还可主饮酒后引起的头痛。

【参考】 本品别名狐臭树，不常用。

瓜蒂 guādì

【本经】 味苦寒。主大水，身面四肢浮肿，下水，杀蛊毒，咳逆上气；食诸果，病在胸腹中，皆吐下之。一名土芝。生平泽。

【形态】 甜瓜未熟之蒂，其蒂约寸许，色黄。

【性味】 苦，寒。

【归经】 入肺、脾、胃经。

【经义】 水气泛滥，则身面四肢浮肿；痰热聚膈，则咳逆上气。瓜蒂味极苦，性大寒，苦能涌泄，寒能除热，使水饮停痰，涌吐而出，所以主之。湿热之邪去，虫无生存之地，故曰杀蛊毒。其治食诸果，病在胸腹，亦取其涌吐之力。

【现代功效】 涌吐，祛湿热。

【临床应用】

1. 热痰，宿食 治痰火郁结胸膈而为癫痫发狂、喉痹喘急，可单用本品研末取吐；若治宿食积滞胃脘而致胀满疼痛、恶心欲呕诸症，可与赤小豆、香豉配伍，如瓜蒂散。

2. 湿热黄疸 治湿热发黄，可用瓜蒂研末吹入鼻中，令黄水从鼻中流出而起到祛湿退黄的作用；单用本品煎汤内服，亦可用治诸黄，如一物瓜蒂汤。

【用量用法】 煎服2～2.5g，入丸散0.3～1g，外用适量。

【禁忌】 非气壮邪实者禁用，凡胃弱及病后、产后慎用。

【参考】 本品即甜瓜蒂。

苦瓠 kǔhù

【本经】 味苦寒。主大水，面目四肢浮肿。下水。令人吐。生山泽。

【形态】 长椭圆形果实，成熟后，呈黄褐色，表面光滑，有光泽。

【性味】 苦，寒。

【归经】 入心、肺、胃、小肠经。

【经义】 湿热水饮为患，见上述诸症。本品苦寒，具有燥湿清热、涌吐除水之功，故可治之。

【禁忌】 无湿热痰饮等实邪者，忌用。

【参考】 《中国药学大辞典》记载："苦瓠乃葫芦之别名，味甚苦。"

六畜毛蹄甲 liùchùmáotíjiǎ

【本经】 味咸平。主鬼疰，蛊毒，寒热，惊痫，癫痓，狂走。骆驼毛尤良。

【形态】 脊椎动物、哺乳动物的毛蹄甲。

【性味】 咸，平。

【归经】 入肺、肝经。

【经义】 上述诸症，系肝风内动，痰火迷神，热邪壅肺，耗伤阴液，筋脉不得荣养所致。厥阴之荣在爪，肺主一身之皮毛，甲与蹄为筋之余，善入肝、肺，味咸能走血而清热消风痰，"热淫于内，治以咸寒"，故以上诸证可愈。

【参考】 六畜：羊、牛、马、猪、狗、鸡。

天鼠屎 tiānshǔshǐ

【本经】 味辛寒。主面痈肿，皮肤洗洗，时痛。腹中血气，破寒热积聚，除惊悸。一名鼠法，一名石肝。生山谷。

【形态】 蝙蝠粪便，状如鼠屎。

【性味】 辛，寒。

【归经】 入肝经。

【经义】 天鼠昼伏夜出，目光甚锐，喜食蚊虫。其屎内多为蚊虫之眼，功能入肝经血分，活血消积，散内外结滞而消痈肿。性寒能除热降火以抑木，故能定惊悸寒热。

【禁忌】 无瘀血者及孕妇，均忌服。

【参考】 《本草求真》：天鼠屎即夜明砂。

鼺鼠 léishǔ

【本经】 主堕胎，令产易。生平谷。

【形态】 鼺鼠科动物棕鼺鼠的全体。

【性味】 咸，温。

【归经】 入心经。

【经义】 本品温能行血，血行则胎自堕，产亦宜。

【参考】 现代临床未用。

伏翼 fúyì

【本经】 味咸平。主目瞑，明目，夜视有精光。久服令人喜乐，媚好无忧。一名蝙蝠。生太山川谷。

【形态】 飞行于空中的小兽，头小而扁，吻钝。

【性味】 咸，平。

【归经】 入肝、肾经。

【经义】 血不养阴，肾火上冲可致目不明。本品味咸而性平，功能补血泄火，故能治之。所久服令人喜乐、媚好无忧者，据苏恭云："伏翼之大者谓之肉芝，食之肥健长年，故久服能使人喜乐，媚好无忧。"

【禁忌】 体壮实者，禁用。

【参考】 即蝙蝠，现代临床未用。

鷰屎 yànshǐ

【本经】 味辛平。主蛊毒，鬼疰，逐不祥邪气，破五癃，利小便。生高山或平谷。
【形态】 候鸟燕子的粪便。
【性味】 辛，平。
【归经】 入肺、脾、肝经。
【经义】 本品味辛而性平，功能散肝邪而逐秽。气化不利则为癃闭，本品辛能开窍，故能通闭，利小便。
【禁忌】 非体壮邪实者，禁用。
【参考】 陶弘景说："燕肉不可食，食之能损人神气。燕屎作汤，浴小儿可治惊痫。"

蝦蟆 hāmá

【本经】 味辛寒。主邪气，破癥症坚血，痈肿，阴疮。服之不患热病。生池泽。
【形态】 形似蛙，背面灰黑色杂有黑点，皮面有小疣，形状丑恶。亦曰土蛙。
【性味】 辛，寒。
【归经】 入肺、脾、肝经。
【经义】 瘀血燥火凝结致癥块坚血，痈肿，阴疮。血燥能伤阴致阴虚，阴虚则易生热病。蝦蟆味辛而性寒，辛能散血中坚结，性寒能解血中燥热，故能主以上各症。
【参考】 蝦蟆与癞虾蟆之分别：蝦蟆身上有黑点，身小能跳，行动敏捷。癞虾蟆亦名蟾蜍，腹大，不善跳跃，行动迟缓，腹下有八字纹，多作外用，敷恶疮，或他药制药膏，治疮疽皮肤疥癞。

马刀 mǎdāo

【本经】 味辛微寒。主漏下赤白，寒热，破石淋，杀禽兽贼鼠。生池泽。
【形态】 壳形扁平，外缘之轮廓如马刀状。
【性味】 辛，微寒。
【归经】 入肺、肾经。
【经义】 热壅于脉，耗伤气血，故血非时而下，淋滴不断而成漏下，其色赤为心虚，色白为肺损。肾主水，水结化为石，热邪相乘则为淋，故下淋而石出。本品味辛能散结，入肺能润下，益水强肾，其性寒又能胜热导淋而宁心，故能主治上各症。又本品有毒，故能杀禽兽贼鼠。
【禁忌】 《本草品汇精要》载：本品多食发风疾。

蟹 xiè

【本经】 味咸寒。主胸中邪气，热结痛，喎僻面肿。败漆。烧之致鼠。生池泽。
【形态】 蟹为介类，头胸部扁平而宽阔，腹部小而弯曲于头胸下。

【性味】　咸，寒。

【归经】　入肝、胃经。

【经义】　蟹味咸气寒，入肝胃二经，《黄帝内经》言："热淫于内，治以咸寒。"故主胸中邪气热结。喝僻，乃厥阴风热上升；面肿，乃阳明邪热上壅，本品能解二经之热，故治喝僻面肿。漆遇之能化为水，故能败漆，愈漆疮。烧之可使鼠从洞中出，故曰能致鼠。

【禁忌】　脾胃虚寒者及孕妇，均忌用。

【参考】　喝僻：指嘴歪向一侧；败漆：指能胜漆；致鼠：指能使鼠从洞中出也。

蛇蜕 shétuì

【本经】　味咸平。主小儿百二十种惊痫，瘈疭，癫疾，寒热，肠痔，虫毒，蛇痫。火熬之良。一名龙子衣，一名蛇符，一名龙子单衣，一名弓皮。生川谷及田野。

【形态】　形如管状之皮膜，背面有鳞形，色银灰，有光泽。

【性味】　咸，平。

【归经】　入肝经。

【经义】　蛇蜕走窜而主风，能入肝经驱风散邪，故主小儿惊痫，瘈疭，癫疾。能杀虫，故治肠痔，虫毒，蛇痫。

【禁忌】　孕妇及无风毒者忌用。

【参考】　蛇痫：因感染蛇毒，突然扑倒而发之惊痫。

猬皮 wèipí

【本经】　味苦平。主五痔阴蚀，下血赤白，五色血汁不止，阴肿痛引腰背。酒煮杀之。生川谷。

【形态】　猬之头足似鼠，刺毛似豪猪，身体蜷缩呈刺球状，入药用皮。

【性味】　苦，平。

【归经】　入胃、大肠、肾经。

【经义】　本品味苦燥湿能入血分，气平清热，故主湿热下注之五痔阴蚀，血热下迫之五色血汁。猬昼伏夜出，穴居地下，其刺若针，禀阴寒之气，以透阴中热气，故主阴肿痛引腰背。

【现代功效】　收敛止血，化瘀止痛，涩精缩尿。

【临床应用】

1. 出血证　治肠风下血，与木贼同用，以祛风解毒止血；治痔疮出血，与地榆、侧柏叶同用，以清肠凉血止血；治血痢，单用为末服；治鼻衄，单用研末，纳鼻中。

2. 胃痛，反胃吐食　治气滞血瘀所致胃脘疼痛或反胃吐食，与九香虫、香附等同用，共奏行气活血，止痛降逆之功。

3. 遗精遗尿　治遗精，梦而后遗，不梦而遗，虚实皆效，单用有效，如刺猬皮散；治遗尿，与益智仁、金樱子等收敛固涩药同用。

【用量用法】　煎服，3～10g；研末服，1.5～3g；外用适量。

【参考】　五色血汁不止：青、赤、黄、白、黑五色带下不止。

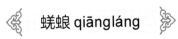

蠮螉 yēwēng

【本经】　味辛平，主久聋，咳逆，毒气，出刺出汗。

【形态】　体黑色，头胸部生褐色之细毛，触角短，复眼，呈卵状，细腰。

【性味】　辛，平。

【归经】　入肝、胆经。

【经义】　本品辛散之功，走厥阴与少阳经，故主久聋，咳逆。主毒气，是因以毒攻毒。捣敷，具有拔毒之功，故能出毒、出刺。其辛散之功，能主出汗。

【禁忌】　非气壮邪实者，忌用。

蜣蜋 qiānglàng

【本经】　味咸寒。主小儿惊痫瘛疭，腹胀，寒热，大人癫疾，狂易。火熬之良。一名蛄蜣。生池泽。

【形态】　形似金龟子，背有甲翼，体黑如漆，有光泽，生长在粪土中。能团粪为丸而推之。

【性味】　咸，寒。

【归经】　入肝、胃、大肠经。

【经义】　本品气味咸寒，除肝、胃、大肠三经热邪，能清热息风止痉，风热痰邪得解，故主小儿惊痫瘛疭。肝经郁热侮脾，则腹胀，寒热，本品性寒泻肝清胃热，故能治之。本品昼伏土间，夜乃飞行，性阴寒而解热毒，故主大人之癫疾狂乱。

【禁忌】　非气壮邪实者勿用。

【参考】　本品医方少用。

蛞蝓 kuòyú

【本经】　味咸寒。主贼风喎僻，轶筋及脱肛，惊痫挛缩。一名陵蠡。生池泽。

【形态】　体圆长无壳，多黏液，头上有长短触角各一对，眼睛长在触角上。背淡褐色或黑色，腹面白色，触之则蜷缩。

【性味】　咸，寒。

【归经】　入肺、肝、肾、胃经。

【经义】　阴血亏竭，阳气躁扰，风热乘虚而作，则见上述症状。蛞蝓味咸性寒，禀阴湿之气以生，又能入血分清热软坚，多黏涎而能润，功能胜热息风，故能治贼风喎僻，轶筋，惊痫挛缩等症。寒润能清大肠之热，故能治脱肛。

【参考】　本品医方少用，为湿生之软体虫类，俗名鼻涕虫。蜈蚣畏蛞蝓，不过所行之路触其身即死，故人取之以治蜈蚣毒。

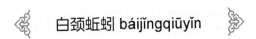

白颈蚯蚓 báijǐngqiūyǐn

【本经】　味咸寒。主蛇瘕，去三虫，伏尸，鬼疰蛊毒，杀长虫。仍自化作水。生平土。

【形态】　蚯蚓为栖息湿地之橡皮状圆筒形虫类，头尖身长，有多数环节。

【性味】　咸，寒。

【归经】　入肝、脾、膀胱经。

【经义】　蛇瘕诸虫，皆由湿热之气而生，蚯蚓冬藏夏出，得土阴之气，味咸寒走下，善解湿热毒邪，更能入血分，清解热毒，故主上述诸症。

【现代功效】　清热定惊，通经活络，平喘，利水。

【临床应用】

1. 高热惊痫、癫狂　治温病热极生风神昏谵语、痉挛抽搐之证，因单用药力不强，故宜入复方与钩藤、牛黄、白僵蚕等息风止痉药同用。

2. 半身不遂　治中风后气虚血滞经络不通、半身不遂、口眼㖞斜等症，常与黄芪、当归、川芎等益气活血药配伍，如补阳还五汤。

3. 风湿痹证　治关节红肿疼痛、屈伸不利之热痹，常与秦艽、忍冬藤、防己等清热通络药物配伍；若治风寒湿痹，则须与川乌、天南星、乳香等祛风湿、散寒止痛药配伍，如小活络丸。

4. 肺热哮喘　治邪热壅肺，肺失肃降之喘息不止，喉中哮鸣有声者，可与麻黄、石膏、杏仁等清肺平喘药同用以增效。

5. 小便不利或尿闭不通　用于热结膀胱之证，可与车前子、木通、泽泻等利水渗湿药同用。

【禁忌】　凡虚寒而无实热者，忌用。

【参考】　今名地龙。

蛴螬 qícáo

【本经】　味咸微温。主恶血，血瘀痹气，破折血在胁下坚满痛，月闭，目中淫肤，青翳，白膜。一名蟦蛴。生平泽。

【形态】　其体圆长，色白被褐毛，头部黄褐，有短触角。胸部有脚三对。尾端颇大，常弯曲。

【性味】　咸，微温。

【归经】　入肝经。

【经义】　上述病证，皆因风热及瘀血为患。本品能入血而软坚，性微温，能助气散滞，功能活血化瘀，所治风先治血，血行风自灭也，故主之。

【禁忌】　体虚及无瘀积者，禁用。

【参考】　目中淫肤：眼分泌物增多，以致浸淫使眼睑之肌肤溃烂也。

石蚕 shícán

【本经】　味咸寒。主五癃，破五淋，堕胎。肉，解结气，利水道，除热。一名沙虱。生池泽。

【形态】　腔肠动物，为块状或树枝状，表面具有无数小圆筒状突起。

【性味】　咸，寒。

【归经】　入肾、膀胱经。

【经义】　五癃石淋，皆热结丁下，膀胱不能化气所致。本品味咸性寒，有润下软坚，清热利水，滋肾益阴之功。肾开窍于二阴，故能通癃闭，破石淋，水从气化，利水即是利气，利气行水，则下元难摄，故能堕胎。

【禁忌】　孕妇及体虚者禁用。

雀瓮 quèwèng

【本经】　味甘平。主小儿惊痫，寒热结气，蛊毒，鬼疰。一名躁舍。

【形态】　雀瓮大如巴豆，上有盖，其形如瓮，为雀翁蛾之蛹茧。

【性味】　甘，平。

【归经】　入肝、肺经。

【经义】　本品味甘平，生于石榴树上，古人认为其得榴之甘酸精气以生，能抑肝木，缓肝急。惊痫、寒热、结气，乃肝风气郁为患，本品平肝息风而舒郁结之气，故能治之。虫从风化，肝风平，则病可除，故可治因虫为患之证。

【禁忌】　无风热者，忌用。

【参考】　即毛虫所作之茧。

樗鸡 chūjī

【本经】　味苦平。主心腹邪气，阴痿，益精强志，生子，好色。补中轻身。生川谷。

【形态】　头方而扁尖，啄尖向下，六足四翼，全体黑色，居树上，布置成行。

【性味】　苦，平。

【归经】　入肝经。

【经义】　本品为入厥阴肝经药，功能活血通瘀。肝藏血，主筋，瘀血去则新血充畅，诸筋得养。性平能补中，味苦能坚肾阴，肾藏精与志，为三阴宗筋所聚之处。本品活血强筋，坚肾，补中，故能治上述诸症。

【禁忌】　孕妇及体虚者，禁用。

斑猫 bānmāo

【本经】　味辛寒。主寒热鬼疰蛊毒，鼠瘘，恶疮疽，蚀死肌，破石癃。一名龙尾。生川谷。

【形态】　体长，色金绿与紫色相混，闪光多呈异彩。触角为鞭状。眼大而突。其为生于大豆叶之甲虫，乌腹尖喙，有一种臭气。

【性味】　辛，寒。

【归经】　入膀胱、肝、小肠经。

【经义】　热毒瘀血，能致鼠瘘，恶疮等症，本品味辛性寒，辛能走散，寒能下泄，入肝散结破血，清热解毒，且擅于走下窍，故能使上述诸病之毒从小便而去。外用能腐蚀死肌。

【现代功效】 破血逐瘀，散结消癥，攻毒蚀疮。

【临床应用】

1. 癥瘕积聚，血瘀经闭　治经闭不通，可与桃仁、大黄等配伍。近代取其消癥散结作用，治疗多种癌症有一定效果，尤以治肝癌为优，用鸡蛋叩一小孔，放入去头、足、翅的斑蝥1～3只，烤熟，去斑蝥，食蛋，每天1只。

2. 痈疽，顽癣，瘰疬　治痈疽肿硬不破，取本品研末，和蒜捣膏贴敷，可收攻毒拔脓之效；治顽癣，可以本品微炒研末，蜜调敷；治瘰疬、瘘疮，可与白矾、白砒、青黛等，研末外掺，如生肌干脓散。

此外，本品外敷对皮肤有强烈的刺激作用，能引起皮肤发赤起泡，可作发泡疗法以治面瘫、风湿痹痛等多种疾病。亦可用本品酒浸液擦斑秃，能促进毛发生长。

【用量用法】 0.03～0.06g，炮制后多入丸散用。外用适量，研末或浸酒醋，或制油膏涂敷患处，不宜大面积用。

【禁忌】 本品有大毒，内服慎用；凡体虚气弱，非气壮邪实者及孕妇忌用。

【参考】 现名斑蝥。鼠瘘，指瘰疬溃疡而致之瘘管。石癃，指患石淋而癃闭之症。

蝼蛄 lóugū

【本经】 味咸寒。主产难，出肉中刺，溃痈肿，下哽噎，解毒，除恶疮。夜出者良。一名蟪蛄，一名天蝼，一名螜。生平泽。

【形态】 全身黑褐色，形似蝗虫，首圆而长，栖息地下，穴土而行。雄虫翅长，雌虫翅短，不能高飞。

【性味】 咸，寒。

【归经】 入膀胱、大肠、小肠经。

【经义】 蝼蛄味咸入血，性急下行，达下窍，故主产难。性善穴土，以其气相感，故能出肉中刺，溃痈肿，下哽噎；气寒清热，故解毒，除恶疮。

【现代功效】 利水消肿，通淋。

【临床应用】

1. 水肿，小便不利　治头面浮肿，大腹水肿，小便不利等实证，可单用，或配伍大戟、芫花、甘遂等。

2. 淋证　治石淋作痛，以之配盐，烘干为末，酒送服；或与海金沙、金钱草、琥珀等同用，以增通淋排石之功。

【用量用法】 煎服，6～10g。研末服，每次3～5g。外用适量。

【禁忌】 凡体虚气弱，泄泻者及孕妇禁用。

蜈蚣 wúgōng

【本经】 味辛温。主鬼疰蛊毒，噉诸蛇虫鱼毒，杀鬼物老精，温疟，去三虫。生川谷。

【形态】 躯体扁平，细长，有十余环节，每环节生脚一对，末端如钩，钩端有毒腺口，头红黑，背带暗绿色。

【性味】 辛，温。

【归经】　入肝经。

【经义】　蜈蚣辛温，性走窜，色红，禀火之性，火毒能攻阴毒，故主毒邪等证，杀三虫。肝病生风，风生热，热生痰，痰火煽动，故妄见神昏，本品性善走窜辟邪，入肝祛风逐痰，故能除之。温疟系风痰为患，亦能治。蜈蚣气温，有毒，性能制蛇，故主诸蛇虫鱼毒。

【现代功效】　息风镇痉，攻毒散结，通络止痛。

【临床应用】

1. 痉挛抽搐　治多种原因引起的痉挛抽搐，配全蝎，二者常相须为用，如止痉散；经适当配伍，亦可用于脾虚慢惊风、破伤风、风中经络口眼㖞斜等。

2. 疮疡肿毒、瘰疬、结核　外敷恶疮肿毒，以本品同雄黄、猪胆汁配伍制膏，如不二散；敷治瘰疬溃烂，本品与茶叶共为细末。解蛇毒，可以本品焙黄，研细末，开水送服，或与蚤休、半枝莲等同用。

3. 风湿顽痹　治疗顽痹疼痛，可与防风、独活、威灵仙等祛风、除湿、通络药物同用。

4. 顽固性头痛　治久治不愈之顽固性头痛或剧烈偏正头痛，可与天麻、川芎、白芷等同用。

【用量用法】　3～5g。

【禁忌】　凡无痰毒实邪者及孕妇忌服。

马陆 mǎlù

【本经】　味辛温。主腹中大坚癥，破积聚，息肉，恶疮，白秃。一名百足。生川谷。

【形态】　其体圆长，呈黑褐色，由多个同形环节合成。背面有黄黑相间之环。昼伏夜出，食草根及腐败物，常有一种恶臭，触之则曲如螺状。

【性味】　辛，温。

【归经】　入肺、脾、肾经。

【经义】　气结血凝，则见上述症状。马陆味辛，能入肺、肾经，开气以散结，性温能补脾助气以行血，气开血行，则诸症自息。

【禁忌】　孕妇及无瘀滞者，禁用。

【参考】　古书记载本品多外治，内服罕见。

地胆 dìdǎn

【本经】　味辛寒。主鬼疰寒热，鼠瘘恶疮，死积，破癥瘕，堕胎。一名蚖青。生川谷。

【形态】　体细长寸余，色黑蓝，有光泽，雄虫触角中部膨大，鞘翅短，不能飞。

【性味】　辛，寒。

【归经】　入肝、肺、小肠、膀胱经。

【经义】　风热之邪作祟，则见上述诸症，地胆味辛性寒，有宣风行血清热之功，故能主之。因其能破血，故又能治癥瘕与堕胎。

【禁忌】　孕妇忌服。

【参考】　功与斑蝥似。

萤火 yínghuǒ

【本经】　味辛微温。主明目，小儿火疮，伤热气蛊毒鬼疰，通神精。一名夜光。生池泽。

【形态】　体长约三分，雄者体黄头黑，有复眼，翅鞘柔软，雌者无翅，其形如蛆。尾端皆有发光器。

【性味】　辛，微温。

【归经】　入心包、三焦经。

【经义】　湿热蕴毒则生火疮、热气等症。本品味辛而性温，功能宣散三焦郁火，燥湿以逐秽邪之气。湿热之邪去，则诸症当自愈。因心藏神，包络为之外卫，上焦秽浊之邪，得本品之宣散，毒邪去，则心神清明。

【禁忌】　阴虚无热者，禁用。

【参考】　即萤火虫。

衣鱼 yīyú

【本经】　味咸温。主妇人疝瘕，小便不利，小儿中风项强背起，摩之。一名白鱼。生平泽。

【形态】　其体长而扁，被银色细鳞。头胸腹之区不甚显明。头小角长，为鞭状。口器退化，无复眼。无翅，性畏日光。

【性味】　咸，温。

【归经】　入膀胱、小肠经。

【经义】　本品味咸能入血软坚，性温能散行血中之凝滞，有润下通利之功，故治妇人疝瘕，通膀胱利小便。风邪袭于太阳膀胱经，则项强背起，取其摩擦可除。

【禁忌】　孕妇忌用。

【参考】　此物为蚀衣帛书画之蛀虫。

鼠妇 shǔfù

【本经】　味酸温。主气癃不得小便，妇人月闭血瘕，痫痉寒热，利水道。一名负蟠，一名蚜蜮。生平谷。

【形态】　栖息湿地土窖中，或瓦底之昆虫，下腹扁平，多足，色灰赤，可蜷缩成球形。

【性味】　酸，温。

【归经】　入肝经。

【经义】　气癃不得小便者，为膀胱失去气化之功，故癃而不通，鼠妇生极幽阴之所、极湿之处，喜居瓦器之底，多足善行，性温，通阴气，去寒行气，故主气癃不得小便，利水道。妇人月闭血瘕，多因肝气郁结所致，温能行气以解郁，酸能平肝，故治之。痫痉者，为肝气不敛，风痰上窜，本品酸敛肝气，通利血脉，则惊痫寒热能解。

【禁忌】　无瘀滞者禁用。

【参考】　本品一名作鼠负，鼠多在坎中背粘负之，故名。

水蛭 shuǐzhì

【本经】 味咸平。主逐恶血，瘀血，月闭，破血瘕积聚，无子，利水道。生池泽。

【形态】 体似蚯蚓而粗扁，有扁平之环节，长一二寸，大者六七寸，背带黄褐色，有黄色纵线五列，腹带黄色。雌雄同体，前后两端有大吸盘，缩则如珠。

【性味】 咸，平。

【归经】 入肝、膀胱经。

【经义】 血瘀滞不行，则积聚而为血瘕，本品咸走血，入血分以软坚，性善吸血，故善通血瘀，曰能逐恶血、瘀血，破血瘕积聚。月闭无子亦因子宫血瘀所致，瘀血去，新血生，故月闭自调而有子。又能下膀胱蓄血，蓄血去则膀胱气化复常，故利水道。

【现代功效】 破血通经，逐瘀消癥。

【临床应用】

癥瘕积聚，血瘀经闭，跌打损伤 治癥瘕积聚、血瘀经闭，常与桃仁、虻虫、大黄等配伍，如抵当汤；若体虚者，可与人参、当归等配伍；治跌打损伤，可与苏木、自然铜等配伍，如接骨火龙丹。

此外，本品现代临床用治血小板增多症、脑出血颅内血肿，有较好疗效。

【用量用法】 煎服，1～3g；研末服，0.3～0.5g。以入丸散或研末服为宜。

【禁忌】 本品为破血泄气之品，失血病者及孕妇忌用。

【参考】 别名蚂蟥。

木虻 mùméng

【本经】 味苦平。主目赤痛，眦伤泪出，瘀血血闭，寒热酸惭，无子。一名魂常。生川泽。

【形态】 形如蝇而较大，呈绿色，吮牛马血。

【性味】 苦，平。

【归经】 入肝经。

【经义】 肝经风热上注则目赤泪出。眦伤以活血行瘀为治则。瘀血停滞，则血闭，月事不和，而无子。血滞则营卫不和，而生寒热酸惭。本品苦泄入肝经，有逐瘀破血、通经清热之功，故能治之。

【参考】 酸惭：酸楚过甚之意。本品有名未用。

蜚虻 fēiméng

【本经】 味苦微寒。主逐瘀血，破下血积，坚痞，癥瘕寒热，通利血脉及九窍。生川谷。

【形态】 头广阔，有复眼。触角粗短，口吻为肉状，善吸液体。体灰黑或淡黄有光，翅透明，似蝇而大，好吸吮牛血。

【性味】 苦，微寒。

【归经】 入肝经。

【经义】　本品性喜啮牛马诸畜血，故用以治血，能主逐瘀血，破下血积，坚痞，癥瘕，通利血脉及九窍。又苦能泄结，寒可除热，故主脏腑寒热。

【现代功效】　破血通经，逐瘀消癥。

【临床应用】

1. 癥瘕积聚、血瘀经闭　治癥瘕积聚，可与水蛭、土鳖虫等配伍，如化癥回生丹；治血滞经闭，可与熟地黄、水蛭、桃仁等配伍，如地黄通经丸。

2. 跌打损伤　治跌打损伤，血瘀肿痛，可配牡丹皮研末以酒送服，或可与乳香、没药、三七等配伍。

【用量用法】　煎服，1～1.5g，外用适量，研末吞服 0.3g。

【禁忌】　无瘀结实积者及孕妇禁用。

【参考】　本品现名虻虫。

蜚蠊 fěilián

【本经】　味咸寒。主血瘀，癥坚，寒热，破积聚，喉咽痹，内寒无子。生川泽。

【形态】　体形椭圆，色黑褐，头小隐于前胸下，有恶臭气。前翅超小，后翅超大，如扇状。

【性味】　咸，寒。

【归经】　入肝经。

【经义】　本品性寒味咸，咸能走血软坚，寒能胜热，功能逐瘀破坚，故能主血瘀，癥坚，寒热诸证。血分调畅，则诸气下行，无上逆，故咽喉之闭可通，气血调和，内寒难留，故能有子。

【参考】　现名蟑螂。

䗪虫 zhèchóng

【本经】　味咸寒。主心腹寒热洗洗，血积癥瘕，破坚下血闭，生子尤良。一名地鳖。生川泽。

【形态】　体长寸许，前狭后阔，色黑而亮，大小不等，头小，有六足，背有横纹错起，形如鳖。伏土而善攻隙穴，伤之不易死。边有黄色者良，名金边土鳖。

【性味】　咸，寒。

【归经】　入肝经。

【经义】　血有瘀滞，则经气受阻，营卫不调，而为寒热洗洗，生癥瘕血积。本品得土湿之气以生，攻窜之力甚强，咸走血，血调则营卫通畅，寒热自除。咸能软坚，故主血积癥瘕，破坚下血闭。经脉调达，月事以时至，故能有子。

【现代功效】　破血逐瘀，续筋接骨。

【临床应用】

1. 血瘀经闭，产后瘀滞腹痛，癥瘕　治血瘀经闭，产后瘀阻腹痛，可与大黄、桃仁等配伍，以活血通经，如下瘀血汤；治干血成劳，经闭腹痛，常与水蛭、虻虫等配伍，如大黄䗪虫丸；治癥瘕积聚，可与鳖甲、桃仁、柴胡等配伍，如鳖甲煎丸。

2. 跌打损伤　治跌打损伤，骨折筋伤，瘀血肿痛，可与自然铜、骨碎补、乳香等配伍，如接骨紫金丹；亦可单味研末外敷或黄酒冲服；治骨折伤筋后，筋骨软弱无力，常与杜仲、续断等配伍，如壮筋续骨丸。

【用量用法】　3～10g。

【注意】　孕妇禁用。

【参考】　本品现名土鳖虫。

贝子 bèizǐ

【本经】　味咸平。主目翳，鬼疰，蛊毒，腹痛，下血，五癃，利水道。烧用之良。生池泽。

【形态】　动物之壳，两头狭，背部隆起如龟背。腹下两开，有一长孔。其左右边缘有齿刻如鱼齿，壳面平滑，暗紫棕色与白色交错的斑纹或圆点，内面蓝白色。质坚硬。

【性味】　咸，平。

【归经】　入肝经。

【经义】　热邪蕴于肝，上熏于目则生翳障，虫从风化，风热相煽，则生虫毒之患。肝脉络阴器，循少腹，热邪相侵，水道不利。本品味咸之性，走血入肝，能清热以息风，故能主以上各症。

【现代功效】　平肝潜阳，镇惊安神，清肝明目。

【临床应用】

1. 肝阳上亢，头晕目眩　本品有良好的平肝潜阳之效。每与石决明、牡蛎、代赭石等镇潜肝阳药同用，以增强平肝潜阳之力。

2. 惊悸失眠，惊痫抽搐　本品有镇惊安神之功。治肝阳上扰，心神扰动之惊悸、心烦、失眠、多梦者，可与龙骨、磁石、茯神等安神药配伍；治小儿惊风、高热、抽搐，常与羚羊角、钩藤、天麻等清热息风止痉药配伍。

【用量用法】　10～15g，水煎服（宜先煎）。外用适量可点眼。

【参考】　有白贝齿与紫贝齿，白贝齿原名"贝子"，始载于《神农本草经》，紫贝齿原名"紫贝"，始载于《新修本草》。今入药以紫贝齿为主，以紫色光亮、背有斑点、壳厚完整者为佳。功用与石决明相似。白贝齿少用。

参 考 书 目

艾铁民. 2021. 中国药用植物志[M]. 北京：北京大学医学出版社.

安徽省中医进修学校. 1959. 增图神农本草经通俗讲义[M]. 合肥：安徽人民出版社.

陈蔚文. 2012. 中药学[M]. 北京：人民卫生出版社.

陈至立. 2020. 辞海[M]. 上海：上海辞书出版社.

丁光迪. 2013. 诸病源候论校注[M]. 北京：人民卫生出版社.

顾元交. 2015. 本草汇笺[M]. 北京：中国中医药出版社.

郭汝聪. 2017. 本草经三家合注[M]. 郑州：河南科学技术出版社.

国家药典委员会. 2020. 中华人民共和国药典[M]. 北京：中国医药科技出版社.

黄宫绣. 2017. 本草求真[M]. 北京：中国中医药出版社.

雷敩. 2001. 雷公炮炙论通解[M]. 西安：三秦出版社.

李时珍. 2004. 本草纲目[M]. 北京：人民卫生出版社.

刘文泰. 2010. 本草品汇精要[M]. 北京：北京科学技术出版社.

缪希雍. 2011. 本草经疏[M]. 北京：中国医药科技出版社.

尚志钧. 2018. 神农本草经辑校[M]. 北京：学苑出版社.

沈金鳌. 2015. 要药分剂[M]. 北京：学苑出版社.

苏敬. 2013. 新修本草[M]. 太原：山西科学技术出版社.

唐德才，吴庆光. 2016. 中药学[M]. 3 版. 北京：人民卫生出版社.

唐慎微. 2015. 经史证类大观本草[M]. 北京：中国书店出版社.

陶弘景. 2013. 名医别录[M]. 北京：中国中医药出版社.

汪昂. 2005. 本草备要[M]. 北京：人民卫生出版社.

王德群. 2017. 神农本草经图考[M]. 北京：北京科学技术出版社.

吴其濬. 2018. 植物名实图考[M]. 北京：中华书局出版社.

吴仪洛. 2019. 本草从新[M]. 北京：中国中医药出版社.

杨时泰. 2009. 本草述钩元[M]. 太原：山西科学技术出版社.

《中国药学大辞典》编委会. 2010. 中国药学大辞典[M]. 北京：人民卫生出版社.

张登本. 2009. 全注全译神农本草经[M]. 北京：新世界出版社.

张璐. 2018. 本经逢原[M]. 北京：中医古籍出版社.

张树生. 2009. 神农本草经理论与实践[M]. 北京：人民卫生出版社.

赵学敏. 2020. 本草纲目拾遗[M]. 北京：中国医药科技出版社.

邹澍. 2019. 本草疏证[M]. 北京：中国中医药出版社.